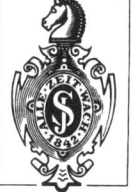

H.G. Hansen   E. Graucob

Hämatologische Zytologie der Speicherkrankheiten

Mit 181 Teilabbildungen, davon 172 in Farbe

Springer-Verlag Berlin Heidelberg GmbH 1985

Professor Dr. Hans Georg Hansen
Elisabeth Graucob
Medizinische Hochschule Lübeck
Klinik für Pädiatrie
Kahlhorststraße 31–35
2400 Lübeck 1

Gedruckt mit Unterstützung des Förderungs- und Beihilfefonds Wissenschaft der VG WORT

ISBN 978-3-662-07671-2

CIP-Kurztitelaufnahme der Deutschen Bibliothek
Hansen, Hans G.:
Hämatologische Zytologie der Speicherkrankheiten / H.G. Hansen; E. Graucob.

ISBN 978-3-662-07671-2   ISBN 978-3-662-07670-5 (eBook)
DOI 10.1007/978-3-662-07670-5
NE: Graucob, Elisabeth

2123/3140–543210

Inhalt

Einleitung

Alle hier in Rede stehenden Krankheiten sind selten; die häufigste, die Mukopo-lysaccharidose III (MPSose III) kommt einmal auf 160 000 Lebendgeborene vor. Dies bringt mit sich, daß in der Regel dem einzelnen Arzt nur wenige Fälle bekannt sind und die Literatur vorwiegend kasuistische Darstellungen bietet. Eine systematische und umfassende Übersicht gibt es bisher nicht. Daher erschien es uns sinnvoll, zusammenhängend über ein großes, durch viele Jahre hindurch gesammeltes Material zu berichten, welches hinreichende Vergleichs-möglichkeiten bietet. Dabei konnte erstmalig versucht werden, die für einzelne Krankheiten spezifischen, z.T. sogar pathognomonischen Befunde herauszuar-beiten.

Die Nomenklatur hat sich in der Vergangenheit mehrfach geändert. Ur-sprünglich wurden die sog. klassischen Speicherkrankheiten, wie M. Gaucher, M. Niemann-Pick und amaurotische Idiotie, nach rein klinischen Gesichtspunk-ten abgegrenzt. Wie auch die Dysostosis multiplex waren sie lange Zeit Sammel-begriffe ganz verschiedener Krankheiten. Ein erster großer Meilenstein war der Nachweis vermehrter Ausscheidung saurer Mukopolysaccharide (sMPS) im Urin bei MPSosen durch DORFMAN u. LORINCZ [8]. Aufgrund dieser Tatsache konnten bereits 6 verschiedene Formen der MPSosen typisiert werden. Darüber hinaus konnte man wegen der *fehlenden* Mukopolysaccharidurie die große Gruppe der Mukolipidosen (MLosen) abgrenzen. Etwa 1 Jahrzehnt später ge-lang ein wichtiger Schritt durch die Erkenntnis, daß es sich bei diesen Formen des „inborn error of metabolism" nicht um Synthese-, sondern um Degrada-tionsstörungen – nachgewiesen mit Hilfe von Fibroblastenkulturen – handelt [12]. Danach wurden dann – zuerst beim M. Austin [2] – in rascher Folge viele Enzymdefekte aufgeklärt. Heute ist bei den meisten dieser Krankheitsbilder der zugrundeliegende Enzymdefekt bekannt (Tabelle 1 und 2, s.S. 6–9).

In der Mehrzahl der Fälle handelt es sich um das Fehlen oder den Mangel eines Enzyms. Gelegentlich sind jedoch 2 Isoenzyme betroffen, wahrscheinlich durch Defekte gemeinsamer Proteinketten, z.B. beim M. Austin mit Mangel an Arylsulfatase A und B. Ganz anders ist die Situation bei MLose II und III, bei denen es sich nicht um eine Bildungs-, sondern um eine Transportstörung multipler lysosomaler Enzyme handelt, d.h. sie gelangen nicht an den Ort ihrer Wirkung. Daraus resultiert ein Enzymmangel in den Lysosomen bei gleichzeitig hohen Serumspiegeln. Zugrunde liegt ein Defekt der N-Acetylglukosaminyl-Phosphotransferase [45].

Bemerkenswert und bisher unerklärbar scheint uns das Phänomen, daß einer-seits der gleiche Enzymdefekt zu 2 ganz differenten Krankheitsbildern führt

1

(MPSose I–H und I–S), andererseits einem klinisch einheitlich erscheinenden Bild wie dem M. Sanfilippo mindestens 3 verschiedene Enzymdefekte zugrunde liegen.

Die aktuelle Nomenklatur richtet sich z.T. noch nach der gespeicherten Substanz, z.T. nach dem Enzymdefekt, z.T. auch noch nach den Erstbeschreibern. Biochemisch handelt es sich bei den MPSosen und MLosen (= Heteroglykanosen) sowie den Sphingolipidosen immer um Degradationsstörungen von Kohlenhydratkomplexen (Glykosaminoglykane, Glykoproteine, Glykosphingolipide). Normalerweise werden diese komplexen Kohlenhydrate von einer ganzen Reihe lysosomaler Enzyme abgebaut. Fehlt nun eines oder mehrere dieser Enzyme (oder ist vermindert), so kommt es zu einem Anstau von Metaboliten, und zwar in den Lysosomen. Diese intrazelluläre Speicherung ist häufig morphologisch (mehr oder minder) erkennbar. Je nach Speichersubstanz und bevorzugt betroffenem Zellsystem stehen klinisch mesenchymale (besonders Skelett, Leber, Milz, Knochenmark) oder neurologische Symptome im Vordergrund. So sind – grob gesprochen – bei den MPSosen Dysmorphiezeichen (in Richtung des sog. Gargoylismus) und Dysostosis multiplex klinisch vorherrschend. Bei den Sphingolipidosen wird das klinische Bild durch ein – wenn auch variables – neurologisches Syndrom geprägt. Die MLosen sind quasi intermediär zu plazieren, d.h. sie stehen sowohl klinisch als auch morphologisch zwischen MPSosen und Sphingolipidosen. Wir möchten in diesem Zusammenhang die Unterteilung der Heteroglykanosen in MPSosen und MLosen beibehalten, da sich diese beiden Gruppen hämatomorphologisch prinzipiell unterscheiden.

Anmerkungen zur Klinik

Die Semiotik bestimmter Krankheitsbilder, etwa aus der Gruppe der MPSosen, ist schon lange gut bekannt, so z.B. M. Hunter (1917) [21], M. Pfaundler-Hurler (1919) [22, 40] oder M. Morquio (1929) [35]. Sie repräsentieren aber nur die schweren Formen aus einer viel größeren Gruppe ähnlicher Stoffwechseldefekte.

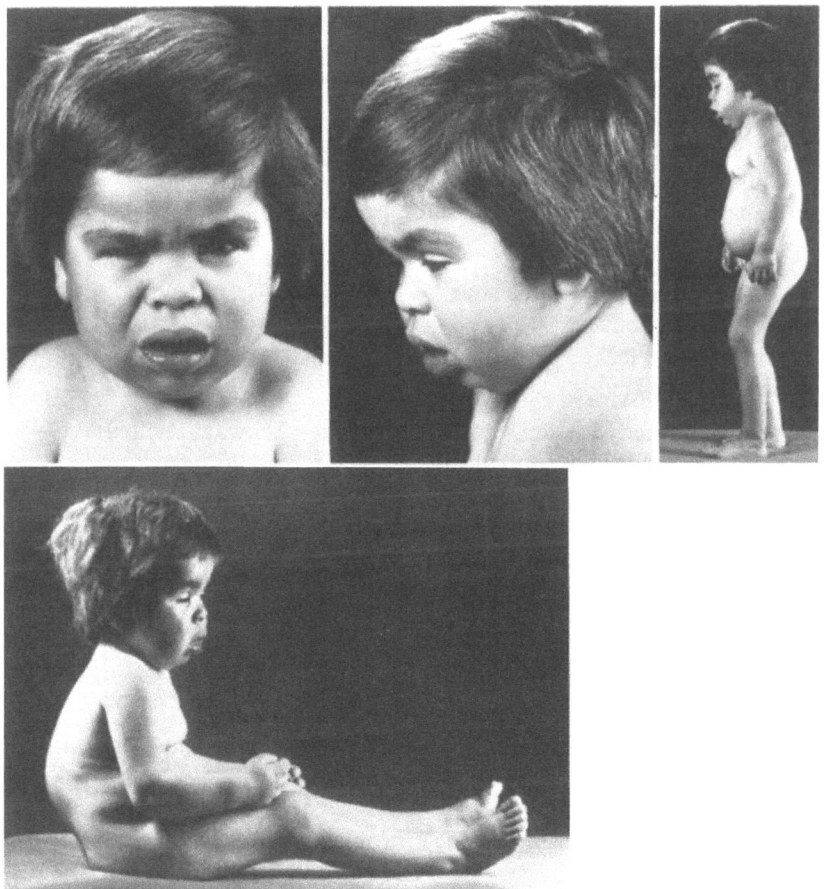

Abb. 1. Sehr typischer klinischer Aspekt bei Mukopolysaccharidose I–H.

So werden diagnostische Probleme nicht auftreten, wenn man ein Kind mit dem in Abb. 1 gezeigten Phänotyp sieht. Er ist außerordentlich charakteristisch für den Typ I–H der MPSosen, den M. Pfaundler-Hurler.

Die Hauptsymptome sind:
- Dysmorphie (gargoylähnliche Fazies),
- Skelettveränderungen (Dysostosis multiplex),
- geistige Retardierung,
- Wachstumsverzögerung,
- Hornhauttrübung,
- Schwerhörigkeit,
- Hepatosplenomegalie,
- Hernien.

Dieser klassische Phänotyp ist jedoch selten. Zwar sind die Veränderungen bei allen Formen prinzipiell ähnlich, aber quantitativ sind sie außerordentlich verschieden, manchmal sogar innerhalb eines Typs. Daher ist es wichtig, jene diskreten Symptome zu kennen, die schon in der Frühphase der Erkrankung die diagnostische Leitlinie geben können, zumal sie relativ konstant sind:
- Großer Kopf,
- Sattelnase,
- Hypertelorismus,
- Hypertrichose (besonders Augenbrauen),
- Makroglossie,
- Hepatomegalie (und/oder Splenomegalie),
- Neigung zu Hernien.

Sehr wichtige Hinweissymptome sind:
- Hornhauttrübung,
- kirschroter Fleck,
- Schwerhörigkeit.

Radiologisch sind die frühesten und bedeutsamsten Schwachzeichen:
- Hyperostose der Schädelkalotte,
- flache Sella turcica,
- ovoide oder hakenförmige Lendenwirbel,
- Hypoplasie der unteren Iliakalabschnitte,
- Steilstellung der Hüftgelenkpfannen.

Soweit die diskreten klinischen Symptome zu einem Verdacht führen, ist die Laboratoriumsdiagnostik anzuschließen:

1. Speicherphänomene in Blut- und Knochenmarkausstrichen,
2. bei Heteroglykanosen: Ausscheidung der sMPS bzw. von Oligosacchariden im Urin,
3. bei Lipidosen: Suralisbiopsie,
4. Enzymdiagnostik (Leukozyten, Serum, Fibroblasten).

Wie aus den Tabellen 1–3 hervorgeht, sind bei allen Heteroglykanosen und bei den meisten Lipidosen Speicherphänomene in Blut und Knochenmark nachweisbar. Es ist hinzuzufügen, daß dies eine relativ wenig aufwendige und schnelle

4

Nachweismethode ist. Für die nachfolgenden biochemischen Untersuchungen können sich daraus gezielte Hinweise ergeben. Hinzu kommt, daß die zytologischen Veränderungen bereits nachweisbar sind, wenn entsprechende klinische Symptome noch fehlen. So haben wir z.B. bei einem 6 Wochen alten Säugling mit MPSose I–H und einem 8 Monate alten Mädchen mit Mannosidose Speicherphänomene in den Blutzellen nachweisen können.

Tabelle 1. Übersicht über Manifestationsalter, klinische Symptome und Diagnostik bei Mukopolys charidosen

Bezeichnung	Synonym	Klinik				
		Manifestations-alter (Lebensjahr)	Dys-ostose	Dys-morphie	De-menz	Horn-haut-trübung
MPSose I–H	M. Pfaundler-Hurler	1.	+ + +	+ + +	+ +	+ (früh)
MPSose I–S	M. Scheie	> 6.	+	(+)	Ø	+
MPSose I–H/S	„Compound"	> 2.	+ +	+ +	+	+
MPSose II A	M. Hunter A	> 2.	+ + +	+ + +	+	meist Ø
MPSose II B	M. Hunter B	> 2.	+ +	+	Ø	meist Ø
MPSose III A	M. Sanfilippo A	> 2.	+	+	+ + +	Ø
MPSose III B	M. Sanfilippo B	> 2.	+	+	+ + +	Ø
MPSose IV	M. Morquio	> 1.	+ + + (spondylo-epiphysär)	Ø	Ø	(+)
MPSose VI	M. Maroteaux-Lamy	A > 3. B > 6.	+ + bis + + +	+ bis + + +	Ø	+
MPSose VII	β-Glukuronidase-Defekt	> 3.	+ bis + +	+ bis + +	Ø bis +	Ø

Ausscheidungen im Urin	Enzymdefekt	Enzymdefekt Nachweisbar in			Speicherzellen	
		Serum	Leuko-zyten	Fibro-blasten	Blut	Knochen-mark
Dermatansulfat Heparansulfat	α-L-Iduronidase		+	+	+	+
Dermatansulfat	α-L-Iduronidase		+	+	+	+
Dermatansulfat Heparansulfat	α-L-Iduronidase		+	+	+	+
Heparansulfat Dermatansulfat	Sulfoiduronat-sulfatase	+	+	+	+	+
Heparansulfat Dermatansulfat	Sulfoiduronat-sulfatase	+	+	+	+	+
Heparansulfat	Heparansulfat-sulfamidase		+	+	+	+
Heparansulfat	N-Acetyl-α-D-Glukosaminidase	+	+	+	+	+
Keratansulfat Chondroitinsulfat	Galaktosamin-6-Sulfatsulfatase			+	+	+
Dermatansulfat	Arylsulfatase B = Galaktosamin-4-Sulfatsulfatase		+	+	+	+
Dermatansulfat Heparansulfat	β-Glukuronidase	+	+	+	+	+

Tabelle 2. Übersicht zur Semiologie und Diagnostik der Mukolipidosen

Bezeichnung	Synonym	Klinik				
		Manifestationsalter (Lebensjahr)	Dysostose	Dysmorphie	Demenz	Hornhauttrübung
β-Galaktosidase-Mangel Typ I	G$_{M1}$-Gangliosidose I	1.	+ + +	+ + +	+ +	∅ (kirschroter Fle(50%)
β-Galaktosidase-Mangel Typ II	G$_{M1}$-Gangliosidose II	2.	(+)	(+)	+	∅
β-Galaktosidase-Mangel Typ III		4.–8.	+ + (spondyloepiphysär)	∅	∅ bis +	+
Fukosidose I		1.	(+)	(+)	+ + +	∅
Fukosidose II		2.	+ + (spondyloepiphysär)	+ +	+ +	+
Mannosidose		>2.	+	+	+ +	∅
Aspartylglukosaminurie		>4.	+	+	+ +	∅
Mukosulfatidose	M. Austin	2.	+	(+)	+ + +	∅
Mukolipidose I	Sialidose	>2.	+	+	+ +	∅ (kirschroter Flec
Mukolipidose II	I-cell disease	1.	+ + +	+ + +	+ + +	+
Mukolipidose III	Pseudopolydystrophie	>1.	+ bis + + +	+ bis + + +	∅ bis + + +	+

Ausscheidungen im Urin	Enzymdefekt	Enzymdefekt Nachweisbar in			Speicherzellen	
		Serum	Leuko-zyten	Fibro-blasten	Blut	Knochen-mark
Oligosaccharide Keratansulfat	β-D-Galaktosidase	+	+	+	+	+
Oligosaccharide Keratansulfat	β-D-Galaktosidase	+	+	+	+	+
Oligosaccharide Keratansulfat	β-D-Galaktosidase	+	+	+	+	+
Fukosehaltige Oligosaccharide	α-L-Fukosidase		+	+	+	+
Fukosehaltige Oligosaccharide	α-L-Fukosidase		+	+	+	+
Mannosehaltige Oligosaccharide	α-D-Mannosidase	+	+	+	+	+
Aspartyl-glukosamin	Aspartylglukosaminidase	+	+	+	+	?
Dermatansulfat Heparansulfat Sulfatid	Arylsulfatasen A und B	+ (A)	+	+	+	+
Neuramin-säurehaltige Oligosaccharide	α-Neuraminidase		+	+	+	
	N-Acetylglukosaminyl-phosphotransferase		+	+	+	+
	N-Acetylglukosaminyl-Phosphotransferase		+	+	∅ und +	∅ und +

Tabelle 3. Übersicht über Manifestationsalter, klinische Symptome und Enzymdefekte bei Lipidosen

Bezeichnung	Synonym	Klinik				Enzymdefekt	Nachweisbar in			Speicherzellen	
		Mani-festation	Viszera	Neuro-logische Sym-ptome	Augen, kirsch-roter Fleck		Serum	Leuko-zyten	Fibro-blasten	Blut	Knochen-mark
M. Niemann-Pick											
Typ A		> 3. Monat	+ +	+	+ (50%) Linsen-trübung	Sphingomyelinase			+	?	+
Typ B		> 2. Jahr	+ + +	∅	∅	Sphingomyelinase			+		+
Typ C		> 2. Jahr	+	+ +	+	Sphingomyelinase, partieller Defekt			+	∅	+
Typ D	„Nova Scotia" Variante	> 5. Jahr	+	+ +	∅	Sphingomyelinase, partieller Defekt			+		+
Typ E			+ +	∅	∅	Sphingomyelinase, partieller Defekt			+		+
Typ F	„Sea-blue histiocyte disease"	> 4. Jahr	+ +	∅ bis + +	∅	Thermolabile Sphingomyelinase			+	∅	+
M. Krabbe											
spätinfantil	Globoidzell-Leuko-dystrophie	> 3. Monat	∅	+ + +	∅ Optikus-atrophie	Galaktocerebrosid-β-Galaktosidase		+	+	∅	∅
juvenil		> 3. Jahr	∅	+ +	∅	Galaktocerebrosid-β-Galaktosidase		+	+	∅	∅
adult		> 5. Jahr	∅	+	∅	Galaktocerebrosid-β-Galaktosidase		+	+	∅	∅

						Enzym					
Metachromatische Leukodystrophie											
	spätinfantil	> 9. Monat	∅	+ + +	∅ Optikusatrophie	Arylsulfatase A	+	+	+	∅	∅
	juvenil	> 5. Jahr	∅	+ +	∅	Arylsulfatase A	+	+	+	∅	∅
	adult		∅	+	∅	Arylsulfatase A	+	+	+	∅	∅
M. Gaucher											
	infantil	> 3. Monat	+ +	+ +	∅ (selten)	Glukocerebrosid-β-Glukosidase	+	+	+	∅	+
	juvenil	> 1. Jahr	+ + +	+	∅	Glukocerebrosid-β-Glukosidase	+	+	+	∅	+
	adult	1. Jahr	+ + +	∅ bis (+)	∅	Glukocerebrosid-β-Glukosidase	+	+	+	∅	+
M. Fabry											
	Angiokeratoma corporis diffusum universale	> 5. Jahr	Gefäße	∅	∅ Linsentrübung	α-Galaktosidase	+ Plasma	+	+		∅
G$_{M2}$-Gangliosidose											
	Typ I M. Tay-Sachs	< 6. Monat	∅	+ +	+	β-Hexosaminidase A	+	+	+	∅	+
	Typ II M. Bernheimer-Seitelberger	> 6. Monat	∅	+ +	+ (50%)	β-Hexosaminidase A	+	+	+	∅	?
	Typ III M. Sandhoff	< 6. Monat	+	+ +	+ (50%)	β-Hexosaminidase A und B	+	+	+	∅	(+)

Vorbemerkungen zur Zytologie

Material, Methoden, Technik

Material

Die Daten, die hier wiedergegeben werden sollen, basieren auf Blut- und Knochenmarkstudien einer Serie von Patienten, die zumeist von J. SPRANGER diagnostiziert und verfolgt wurden. Weitere wertvolle Präparate wurden von DI FERRANTE (Houston), MAROTEAUX (Paris), IRENE MAUMENEE bzw. MCKUSICK (Baltimore), OPITZ (Madison), RAMPINI (Zürich), WIEDEMANN (Kiel) und anderen (s.S. 71) beigesteuert. Durch diese gute Kooperation, die noch von einem internationalen Therapieprogramm mit zytologischen Verlaufskontrollen durch uns intensiviert wurde, war es möglich, zu vergleichsweise umfangreichem Material zu gelangen (Tabelle 4). Daß immer noch einige Lücken bestehen, ist bei der Seltenheit der Erkrankungen nicht verwunderlich. Außerdem haben wir noch Präparate von Patienten mit offenbar extrem seltenen, noch nicht etablierten Erkrankungen (=„andere Formen"). In der Gruppe „nicht klassifiziert" sind Patienten zusammengefaßt, deren zytologische Befunde keiner der definierten Erkrankungen eindeutig zuzuordnen sind.

Untersucht wurden in der Regel Knochenmark- und Blutausstriche, die ungefärbt, unfixiert und luftgetrocknet eingeschickt wurden. Dabei wurde den normalen Ausstrichpräparaten gegenüber den sog. Cover slips der Vorzug gegeben. Letztere haben sich deshalb nicht gut bewährt, weil sich die Speicherzellen häufig regional angereichert, nicht selten mehr oder minder zerstört finden und die Präparate teils auch zu dick sind.

Grundsätzlich ist die Untersuchung von Blut *und* Knochenmark wünschenswert, obwohl für die Diagnose einiger Krankheitsformen der Blutausstrich ausreicht (z.B. MLose II, MPSose III), bei einigen anderen das Knochenmark genügt (z.B. G_{M1}-Gangliosidose II, Lipidosen).

Bei der Bewertung der Befunde ist in gewissen Grenzen das Alter der Patienten zu berücksichtigen. Zwar trifft es durchaus nicht zu, daß die ältesten Patienten auch immer die ausgeprägtesten zytologischen Veränderungen zeigen, jedoch finden wir bei den jüngsten relativ geringe Speicherphänomene. Betrachtet man Präparate von Kindern verschiedenen Alters, so besteht der Eindruck, daß das Ausmaß der Speicherung im Laufe des frühen Kindesalters zunimmt, während dies etwa nach dem 5. Lebensjahr nicht mehr deutlich ist. Bei einigen Patienten konnte der Verlauf über bis zu 5 Jahre beobachtet werden, wobei sich keine eindeutige Zunahme der Veränderungen feststellen ließ.

Tabelle 4. Aufschlüsselung der 229 Fälle des Gesamtkrankenguts

Heteroglykanosen				Lipidosen	
Mukopolysaccharidosen	Zahl der Patienten	Mukolipidosen	Zahl der Patienten		Zɛ de tiɛ
MPSose I–H (M. Hurler)	23	β-Galaktosidase-	5	M. Niemann-	3
I–S (M. Scheie)	5	mangel		Pick	
I–H/S	7	Typ I		„Sea-blue histiocyte	7
(„Compound")		β-Galaktosidase-	6	disease"	
II (M. Hunter)	31	mangel		M. Krabbe	–
III (M. Sanfilippo)	35	Typ II und III		Metachromatische	1
IV (M. Morquio)	13	Fukosidose	1	Leukodystrophie	
VI (M. Maroteaux-	13	Mannosidose	18	M. Gaucher	4
Lamy)		Aspartyl-	2	M. Fabry	–
VII (β-Gluku-	4	glukosaminurie		M. Tay-Sachs	2
ronidase-		Mukosulfatidose	5	M. Sandhoff	3
mangel)		(Austin)		Zeroid-	4
Andere Formen	1	Mukolipidose I	2	lipofuszinose	
Nicht klassifiziert	5	(Sialidose)			
		Mukolipidose II	13		
		(I-cell disease)			
		Mukolipidose III	10		
		(Pseudopoly-			
		dystrophie)			
		Nicht klassifiziert	6		
	137		68		24

Technik, Methoden

Alle Präparate wurden grundsätzlich nach Pappenheim gefärbt. Diese Färbung ist sehr stabil, unempfindlich und gut reproduzierbar. Über etliche Jahre wurde regelmäßig auch die Toluidinblaufärbung durchgeführt, wobei ihre vielen technischen Varianten z.T. auch experimentell geprüft wurden. Dabei zeigte sich, daß Toluidinblau gewiß ein attraktiver Farbstoff ist, doch sind die Ergebnisse sehr abhängig von seiner gleichbleibend guten Qualität (die durchaus nicht immer gegeben ist). Außerdem besteht Abhängigkeit von pH, Lösungsmitteln etc. Diese Färbemethode blieb daher unbefriedigend. Eine Verbesserung der Darstellbarkeit spezifischer Granula gelingt durch Benutzung eines Blaufilters (nach DI FERRANTE). Die Methode wurde später nur noch bei gezielter Indikation angewandt. Ähnliches gilt für Alcianblau, PAS- und Saure-Phosphatase-Reaktion sowie für diverse Fettfärbungen, doch haben diese keine weiterführenden oder wegweisenden Ergebnisse erbracht.

Die Unterscheidung von normalen und pathologischen Zellstrukturen ist bei einiger Erfahrung auch im Pappenheim-Präparat nicht schwierig. Bei den neutrophilen Granulozyten handelt es sich nicht nur um vergröberte Granula, sondern sie sind auch ganz unregelmäßig in die normalen eingestreut. Ähnliches gilt für Monozyten. Bei den Lymphozyten ist die normale feine Azurgranulation leicht unterscheidbar. Schwierigkeiten können Reaktionsformen (sog. Reizformen) bereiten, da sie u.U. auch relativ grobe Granula enthalten können. Bekannt sind auch kräftige Granulationsbildungen bei Leukosen und unter zytostatischer Therapie. Vakuolen in Lymphozyten können in einem sehr geringen Prozentsatz auch bei Gesunden vorkommen. Entweder handelt es sich dabei jedoch um nur 1 oder 2, höchstens 3 feine Vakuolen pro Zelle oder um zahlreiche, sehr feine, die jedoch im Gegensatz zu den pathologischen Vakuolen perlschnurartig unterhalb des Plasmarandes aufgereiht sind. Die typische maulbeerartige Vakuolisierung bei MLosen kommt bei Gesunden nicht vor.

Es wurden bewußt soweit wie möglich alle Präparate quantitativ ausgewertet (s. Tabelle 5–8, Anhang), um zunächst einen Überblick zu gewinnen und eventuelle Unterschiede zwischen den einzelnen Krankheitsformen erfassen zu können. Dies obgleich die verschiedenen Ausstrichtechniken naturgemäß erhebliche Fehlermöglichkeiten beinhalten können. Die Auswertung gibt nicht nur die betroffenen Zellen pro Zellart (in Prozent) an, sondern es wurden auch die Anzahl pro Zelle und die Größe der Speicherprodukte berücksichtigt.

Granula:	fein	$<0,5\ \mu m$
	grob	$0,5–1,0\ \mu m$
	schollig	$>1,0\ \mu m$
Vakuolen:	fein	$<2,0\ \mu m$
	grob	$>2,0\ \mu m$

Erst dadurch sind uns im Laufe der Zeit einige Unterscheidungskriterien aufgefallen, wie z.B. die ausgeprägtere Speicherung in Plasmazellen bei M. Hunter im Vergleich zum M. Hurler.

Die Neutrophilen, Eosinophilen und Monozyten des Marks entsprechen – soweit nicht besonders erwähnt – den Zellen des zirkulierenden Bluts. Ganz anders die Lymphozyten: Die bekanntermaßen uniformen, kleinen, nahezu nacktkernigen Knochenmarklymphozyten zeigen eine deutlich geringere Speicherung (wahrscheinlich Stammzellen mit ruhendem Stoffwechsel und daher fehlender oder geringerer Speicherungstendenz).

Die MPSosen stellen insofern eine relativ einheitliche Gruppe dar, als die Speicherung immer granulär ist und die gleichen Zellarten betroffen sind, jedoch bei den einzelnen Krankheiten mit unterschiedlichen Schwerpunkten (Markerzellen, s. Abb. 25). Bei den MLosen haben wir ebenfalls versucht, die quantitativen Befunde vergleichend zusammenzustellen. Ganz sicher haben hier jedoch die jeweils charakteristischen Markerzellen die weit größere Bedeutung (s. Abb. 43). Das gleiche gilt für die Lipidosen.

Eine Vorbemerkung muß zu einigen qualitativen Veränderungen gemacht werden. Nicht selten stößt man immer noch auf heute historische Bezeichnungen wie Alder- oder Reilly-Granulation. Beide Autoren haben diese Speicherungsphänomene rein deskriptiv dargestellt, ohne seinerzeit die Beziehung zu bestimmten Krankheiten zu kennen. ALDER [1] beschrieb 1939 eine Granulationsanomalie aller Blutleukozyten bei zwei augenscheinlich gesunden Geschwistern. Ein Geschwisterteil wurde später von mehreren Experten nachuntersucht. Kurioserweise weiß man bis heute nicht, woran der Patient litt. Wir halten es für denkbar, daß es sich um eine sehr milde Form des β-Glukurinodase-Mangels handelt. REILLY [44] beobachtete 1941 bei 4 von 8 Patienten mit „Gargoylismus" abnorme Granulationen in einem Teil der Granulozyten sowie in einigen Lympho- und Monozyten. Es läßt sich nach der Beschreibung nur raten, daß es sich hierbei evtl. um Patienten mit M. Hurler gehandelt hat. UNDRITZ [60] hingegen meinte, keinen wesentlichen Unterschied zwischen beiden Granulationsformen gesehen zu haben, und bezeichnet alles als Alder-Anomalie. GASSER [13] hat 1950 bei einigen Patienten mit „Gargoylismus" charakteristische Einschlüsse in Blutlymphozyten und Retikulumzellen des Knochenmarks beschrieben, die als Gasser-I- und Gasser-II-Zellen in die Literatur eingegangen sind.

Da bei all diesen morphologischen Veränderungen eine retrospektive Zuordnung zu einer bestimmten Form der MPSosen nicht möglich ist, erscheint es uns nicht sinnvoll, diese historisch interessanten Bezeichnungen heute noch zu verwenden. Anders ist die Situation bei der sog. Buhot-Zelle [46], denn diese durch eine Vielfalt von polymorphen Einschlüssen gekennzeichnete Knochenmarkplasmazelle ist charakteristisch für den M. Sanfilippo (s. Abb. 18).

Technische Fehlerquellen

Die häufigste Ursache verfälschter Befunde ist eine schlechte Ausstrichtechnik. Bei Knochenmark kann man falsche Ergebnisse erhalten, wenn keine oder schlecht ausgebreitete bzw. schlecht ausgestrichene Markbröckel vorhanden sind. Der Zusatz gerinnungshemmender Substanzen empfiehlt sich nach unserer Erfahrung nicht, da offenbar die Lädierbarkeit der Zellen gesteigert wird. Dies gilt auch für Blutausstriche, wobei hier hinzukommt, daß Gerinnungshemmer im Nativblut schon nach kurzer Zeit morphologische Veränderungen in den Zellen hervorrufen können. Außerdem sind sMPS wasserlöslich, und es besteht die Gefahr, daß sie durch Zusatz wäßriger Lösungen (wie EDTA, Na-Zitrat) herausgelöst werden.

Für Blut- und Knochenmarkpräparate gilt, daß sie unfixiert, staubfrei und nicht zu lange aufbewahrt werden sollten, da die Alterung der Präparate zu erheblichen Farbverfälschungen und zur Verklumpung der Granula führen kann. Blutausstriche dürfen nicht zu dick sein, sind sie jedoch zu dünn und unter Druck ausgestrichen, so werden gerade die speichernden Zellen leicht nach vorn geschoben und zerquetscht oder doch mehr oder minder stark lädiert.

Die sog. Sandwichtechnik (Cover slips) ist für die in Rede stehenden Untersuchungen wegen der mangelhaften Ausbreitung der Zellen wenig geeignet (s.S. 13).

Wright- und Giemsa-Färbung sollten nicht angewandt werden, da die pathologischen Einschlüsse sich schlechter darstellen und dadurch falsch negative Ergebnisse entstehen können. Bei Wright-Färbung sind die Granula weniger zahlreich und weniger prägnant, z.T. gehen Granula verloren und an ihrer Stelle verbleiben Vakuolen. Die Lokalisierung wird erschwert, diskrete Veränderungen werden nicht dargestellt, ausgeprägte verblassen (Abb. 2).

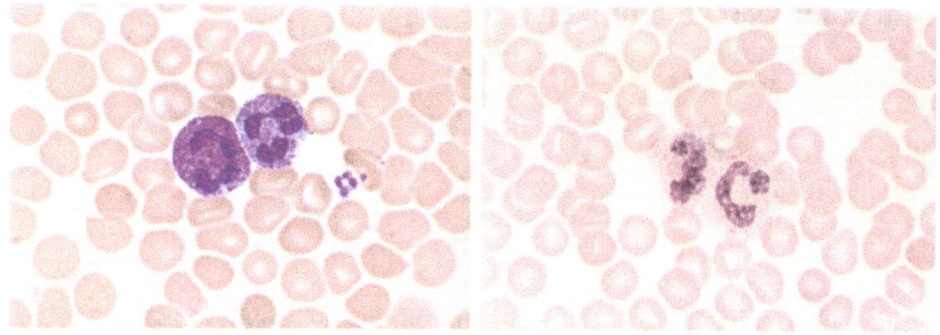

2a   2b

Abb. 2a, b. Neutrophile Segmentkernige in Blutausstrichen desselben Patienten.
a Pappenheim-Färbung: deutlich verstärkte Granulation.
b Wright-Färbung: Granula kaum erkennbar.

Zytologische Veränderungen bei den einzelnen Speicherkrankheiten

Die Beschreibungen in den folgenden Kapiteln beziehen sich, sofern nicht anders erwähnt, immer auf die Morphologie nach Pappenheim-Färbung. Ein durch die alkoholische Fixierung zuweilen entstehendes Phänomen sind Aufhellungsringe um die pathologischen Granula, die sog. Halos. Nach unserer Erfahrung treten sie um so häufiger auf, je gröber das Granulum ist.

Die Häufigkeitsangaben im Text beziehen sich auf die Tabellen im Anhang.

Für die folgenden Abbildungen gilt: wenn nicht anders erwähnt, handelt es sich um Pappenheim-Färbung und Vergrößerung 800:1.

Mukopolysaccharidosen

Mukopolysaccharidose I–H (α-L-Iduronidase-Mangel)
Synonym: Morbus Hurler [22, 40]

Im *Blutausstrich* (Abb. 3–6) können die neutrophilen Granulozyten eine feine, aber relativ dichte Granulation aufweisen. Häufiger sind spärliche Einschlüsse. Ähnliche Differenzen sind in Monozyten zu finden, insgesamt ist die Speicherung jedoch ausgeprägter. Die Eosinophilen zeigen z.T. ebenfalls eine diskrete Speicherung, d.h. gering bis leicht vergröberte, grünliche Granula. Solche Veränderungen in Granulozyten und Monozyten werden häufig auch bei anderen Mukopolysaccharidosen gefunden und sind daher nicht sehr bedeutungsvoll. Von größerer Wichtigkeit sind die Lymphozyten. Der Anteil betroffener Zellen ist von Patient zu Patient unterschiedlich (43–90%), und die Zahl der Granula variiert von Zelle zu Zelle. Gelegentlich liegen die Granula sehr dicht, in der Regel sind sie fein. Typisch ist ihre Verteilung, d.h. die Einschlüsse sind vorwiegend diffus über das ganze Plasma verteilt; dies ist auch dann zu sehen, wenn der Plasmasaum sehr schmal ist. Falls man im Blutausstrich Plasmazellen findet, sind Granula äußerst selten.

Abb. 3a, b. MPSose I–H, Blut. Neutrophile Segmentkernige. Wenig vergröberte pathologische Granula irregulär eingestreut in die normale Granulation.

Abb. 4. MPSose I–H, Blut. Eosinophiler Granulozyt mit leicht vergröberter, grau-grünlicher Granulation.

Abb. 5a, b. MPSose I–H. Blutmonozyten.
a Sehr feine, sehr dichte, rötliche Granulation.
b Feine, dichte Granulation und ein grober Einschluß mit deutlichem Halo.

Abb. 6a–e. MPSose I–H, Blutlymphozyten.
a, b Kleine Lymphozyten mit sehr schmalem Zytoplasma, das nahezu vollständig angefüllt ist mit feinen pathologischen Granula.
c, d Lymphozyten mit breiterem Plasmasaum, der in unterschiedlicher Zahl relativ grobe Granula, vielfach mit deutlichem Halo, enthält.
e Speichernde Lymphozyten im Blut eines 6 Wochen alten Säuglings. Zufallsdiagnose aufgrund des Blutbefundes.

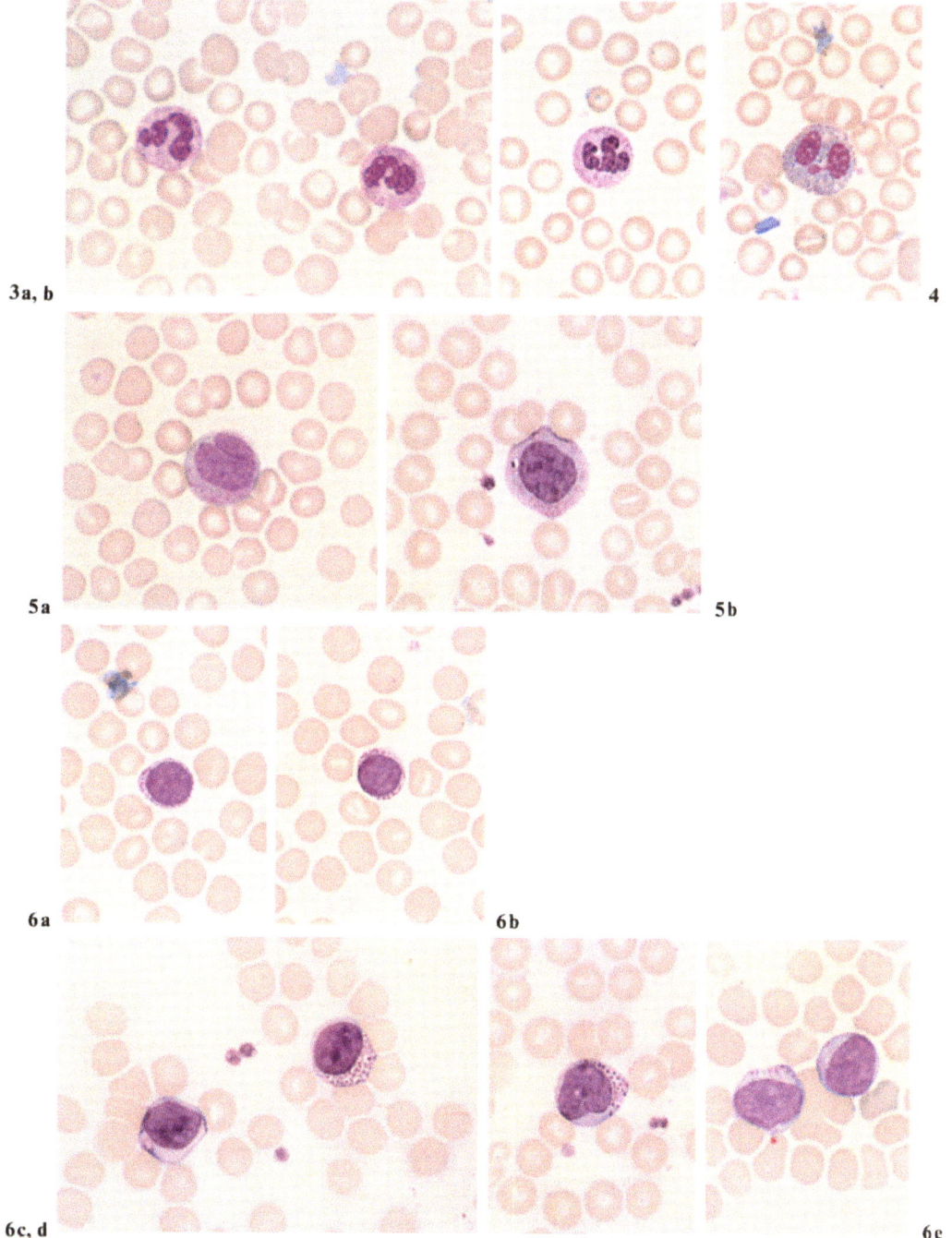

3a, b

4

5a

5b

6a

6b

6c, d

6e

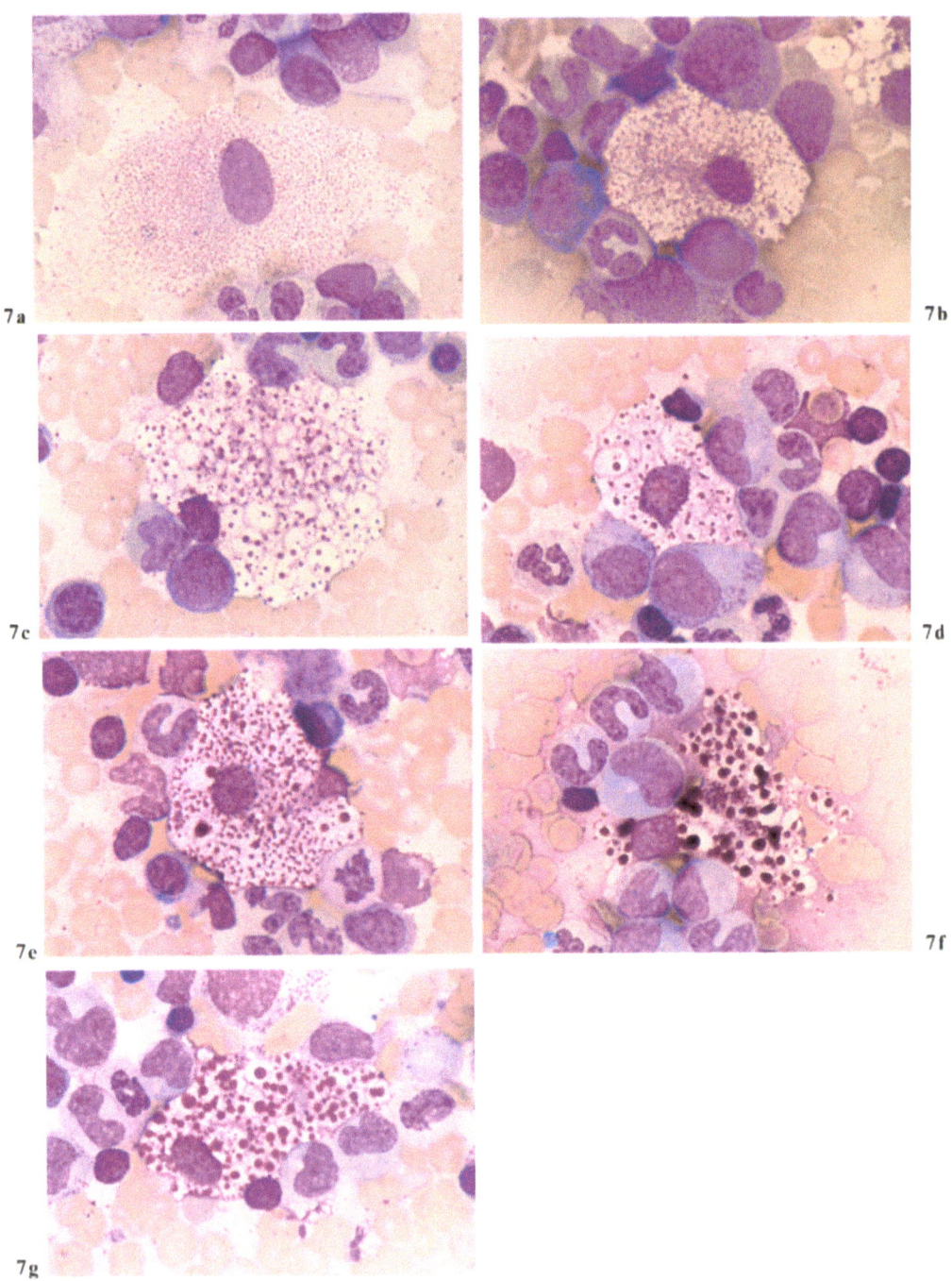

7a

7b

7c

7d

7e

7f

7g

Abb. 7a–g. MPSose I–H, Knochenmark, Retikulumzellen. Verschiedene Formen der Speicherung von sehr feingranulär bis grobschollig. Mehr oder minder deutlicher Verlust der normalen, spindelig ausgezogenen Zellform bis zu rundlichem Plasmaleib.

20

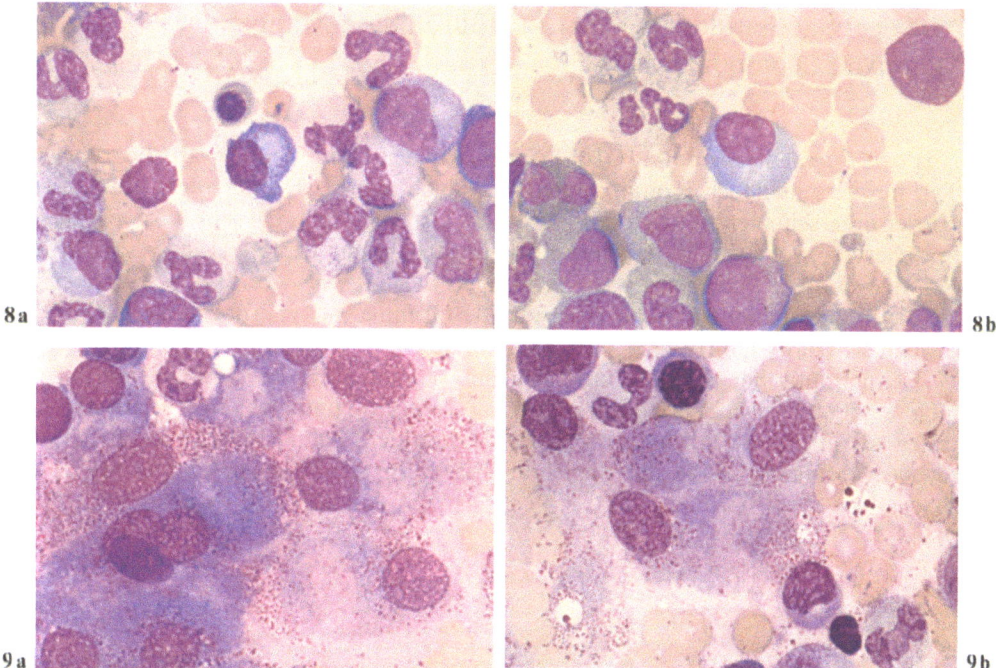

Abb. 8a, b. MPSose I–H, Knochenmark, Plasmazellen. Nur spärliche, feine, rötliche Granula; der Plasmaleib ist nicht vergrößert.

Abb. 9a, b. MPSose I–H, Knochenmark, Osteoblasten. Sehr zahlreiche, mehr oder minder feine Granula. Die typische plasmatische Aufhellungszone bleibt weitgehend frei.

Im *Knochenmark* zeigen alle Retikulumzellen Speicherungsphänomene (Abb. 7). Die Einschlüsse verhalten sich jedoch in bezug auf Größe, Zahl und Form wie auch Verteilung unterschiedlich. Die Retikulumzellen verlieren dabei in der Regel ihre quasi spindelig ausgezogene Form, der Plasmaleib ist meist vergrößert, zuweilen ist der Kern pyknotisch. Beim M. Hurler findet man neben fein- oder auch grobgranulären, gleichmäßig verteilten und dicht liegenden Einschlüssen *immer* auch schollige Formen, die bei unterschiedlicher Größe in der Regel etwas spärlicher an Zahl und unregelmäßiger gelagert sind (Abb. 7g).

Ein Teil der Plasmazellen zeigt wenige, feine Granula (Abb. 8), gelegentlich auch einzelne Vakuolen. Meist fehlen Halos. Vakuolen entsprechen wahrscheinlich herausgelösten Granula.

Die Osteoblasten (bei gründlicher Durchsicht in den Markaspiraten fast immer vorhanden) weisen ausnahmslos eine meist erhebliche granuläre Speicherung auf, wobei die dieser Zelle eigene zytoplasmatische Aufhellungszone ausgespart bleibt (Abb. 9).

Häufig findet man in den Knochenmarkpräparaten freiliegende, extrazelluläre, mehr oder minder grobe Granula in regionärer Anhäufung. Dieses Speichermaterial stammt u.E. aus zerstörten retikulohistiozytären Elementen.

Mukopolysaccharidose I–H/S (α-L-Iduronidase-Mangel)
Synonym: „compound" [34]

Aus den *Blutausstrichen* (Abb. 10) können wir den Compoundtyp (heterogener Typ mit verschiedenen Komponenten) wie auch den M. Hunter nicht vom M. Hurler unterscheiden. Nur global läßt sich feststellen, daß eine sehr ausgeprägte Speicherung mehr für M. Hurler, eine schwache mehr für M. Hunter spricht. Bei ausgeprägter Speicherung ist im übrigen diejenige in Monozyten wichtiger als die in Granulozyten. Helle Höfe um die Granula in Lymphozyten sprechen – wenn sie relativ häufig sind – für M. Hurler.

Bei panoptischer Färbung unterschieden sich auch die *Knochenmarkbefunde* nicht eindeutig. Nach Toluidinblaufärbung dagegen – und zwar sowohl im neutralen als auch im stark sauren Milieu – resultiert beim Compoundtyp eine intensive Metachromasie der Speichersubstanz in Retikulumzellen (Abb. 11c, d).

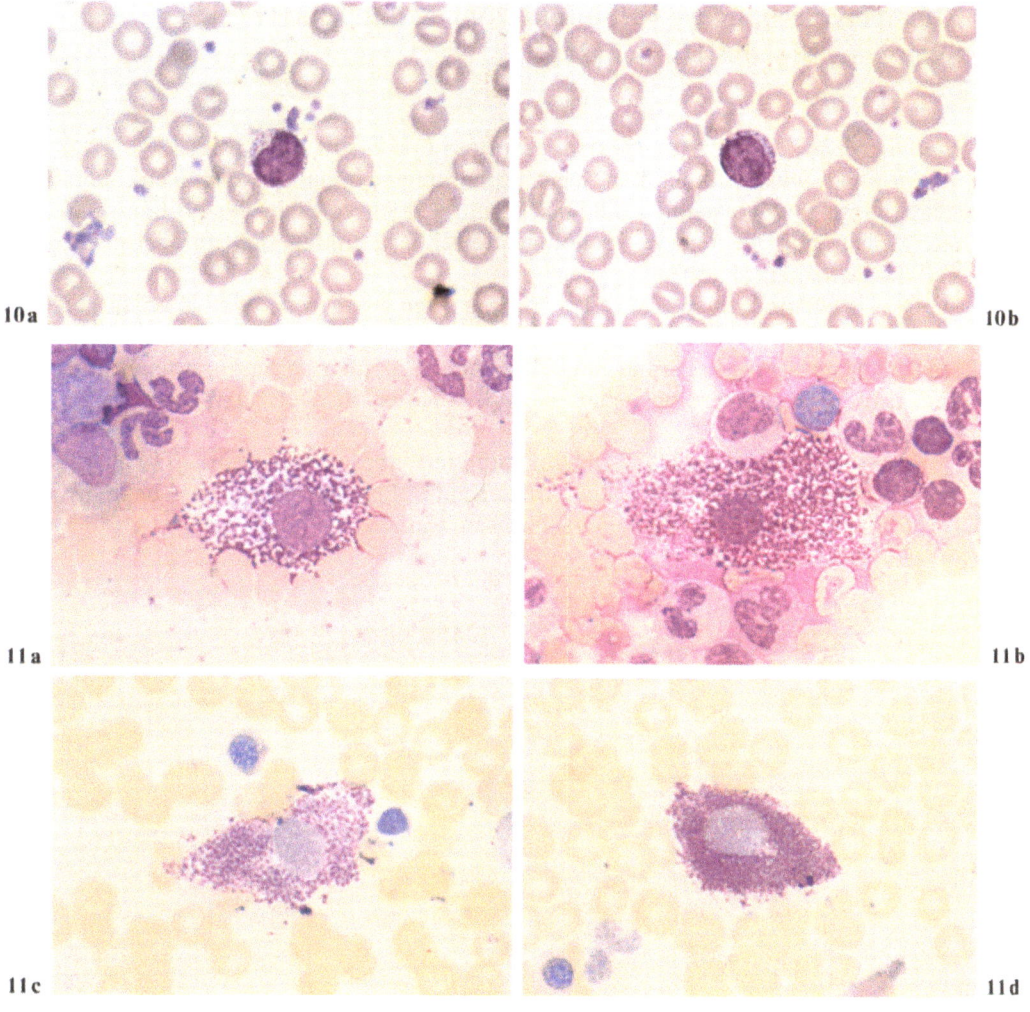

10a   10b

11a   11b

11c   11d

Abb. 10a, b. MPSose I–H/S, Blutlymphozyten. Unterschiedlich ausgeprägte granuläre Speicherung.

Abb. 11a–d. MPSose I–H/S, Knochenmark, Retikulumzellen.
a, b Sehr dichte, überwiegend feine Granulation.
c, d Toluidinblaufärbung (pH 3): rot-violette Metachromasie der pathologischen Granulation.

Mukopolysaccharidose II (Sulfoiduronatsulfatase-Mangel)
Synonym: Morbus Hunter [21]

Blutausstriche s. unter Mukopolysaccharidose I–H/S sowie Abb. 12, 13.

Im *Knochenmark* findet man Speicherphänomene in nahezu allen Retikulumzellen. Ganz überwiegend ist die Speicherung jedoch von fein- bis grobgranulärer, gleichmäßig dichter Art. Schollige Einschlüsse finden sich nur bei einem Teil der Patienten (4 von 7).

Die Prozentsätze speichernder Plasmazellen variieren zwar beträchtlich (55–85%), doch liegen sie mit einer Ausnahme alle über denjenigen beim M. Hurler. Auch beim M. Hunter handelt es sich ganz überwiegend um feingranuläre Einschlüsse, allerdings sind sie z.T. dichter gelagert bzw. zahlreicher (Abb. 14).

Osteoblasten sind auch hier obligat verändert, aber nur gelegentlich so ausgeprägt wie beim M. Hurler. Auch freiliegendes Pigment haben wir beim M. Hunter nicht in solchen Mengen nachweisen können.

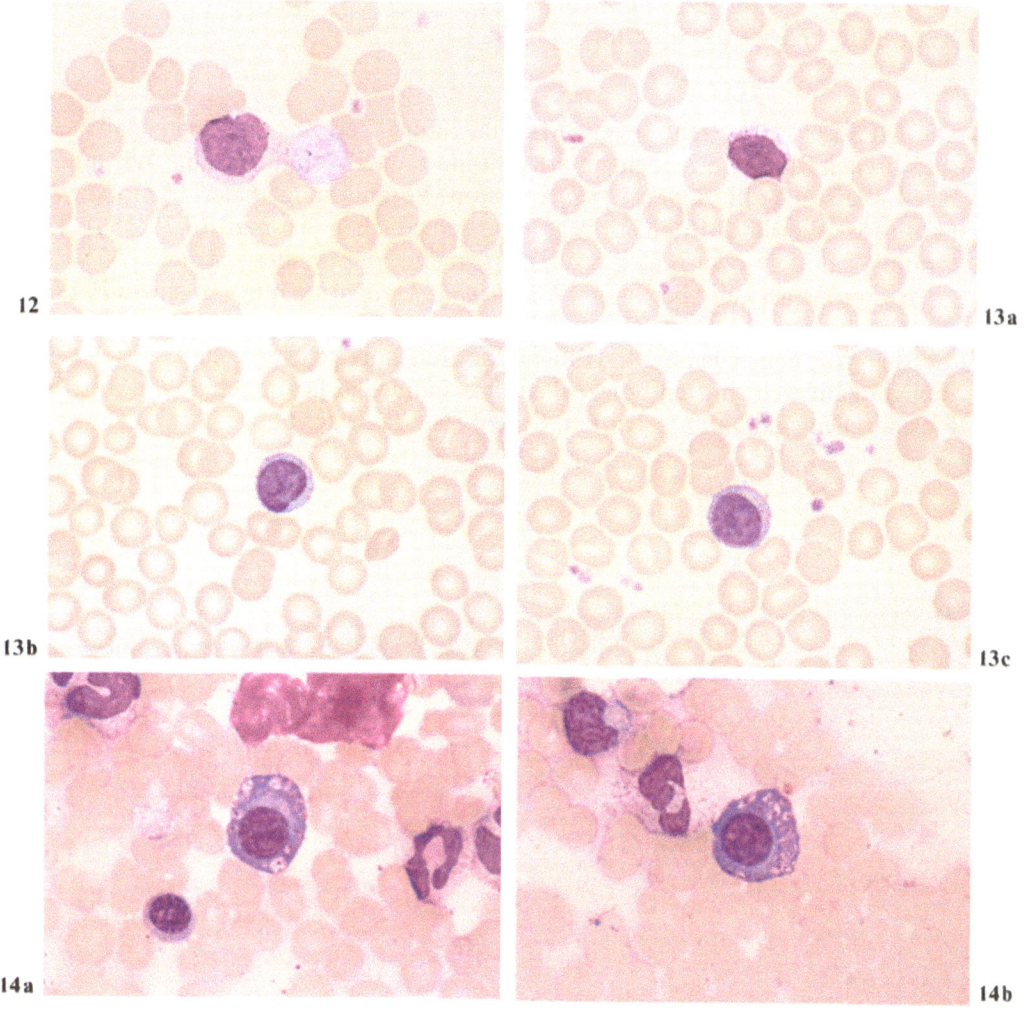

12

13a

13b

13c

14a

14b

Abb. 12. MPSose II, Blut. Monozyt mit überwiegend sehr feingranulärer Speicherung.

Abb. 13a–c. MPSose II, Blutlymphozyten. Diskrete Veränderungen mit überwiegend spärlichen, feinen Granula.

Abb. 14a, b. MPSose II, Knochenmark, Plasmazellen. Relativ zahlreiche, fein- und grobgranuläre, violette Einschlüsse, überwiegend umgeben von Halos.

Mukopolysaccharidose I–S (α-L-Iduronidase-Mangel)
Synonym: Morbus Scheie [52]

Die MPSose I–S ist sehr selten. Man hat lange Zeit angenommen, daß keine spezifischen Blut- und Knochenmarkveränderungen vorhanden sind. Wir fanden bei 4 Patienten im *Blutausstrich* konstant Veränderungen der Lymphozyten (Abb. 15), allerdings in einem sehr unterschiedlichen Ausmaß (3,7–41%). Die Granula sind fein oder mäßig grob, meist mehr oder minder spärlich.

Bedauerlicherweise liegen uns *Knochenmarkpräparate* nur von einem Patienten vor. In diesen jedoch fanden sich in allen Retikulumzellen Granulationen, die sich von denen beim M. Hunter dadurch unterscheiden, daß sie teilweise weniger zahlreich sind und die Zellen ihre spindelige Form behalten (Abb. 16). Plasmazellen sind kaum betroffen, Osteoblasten nur gering.

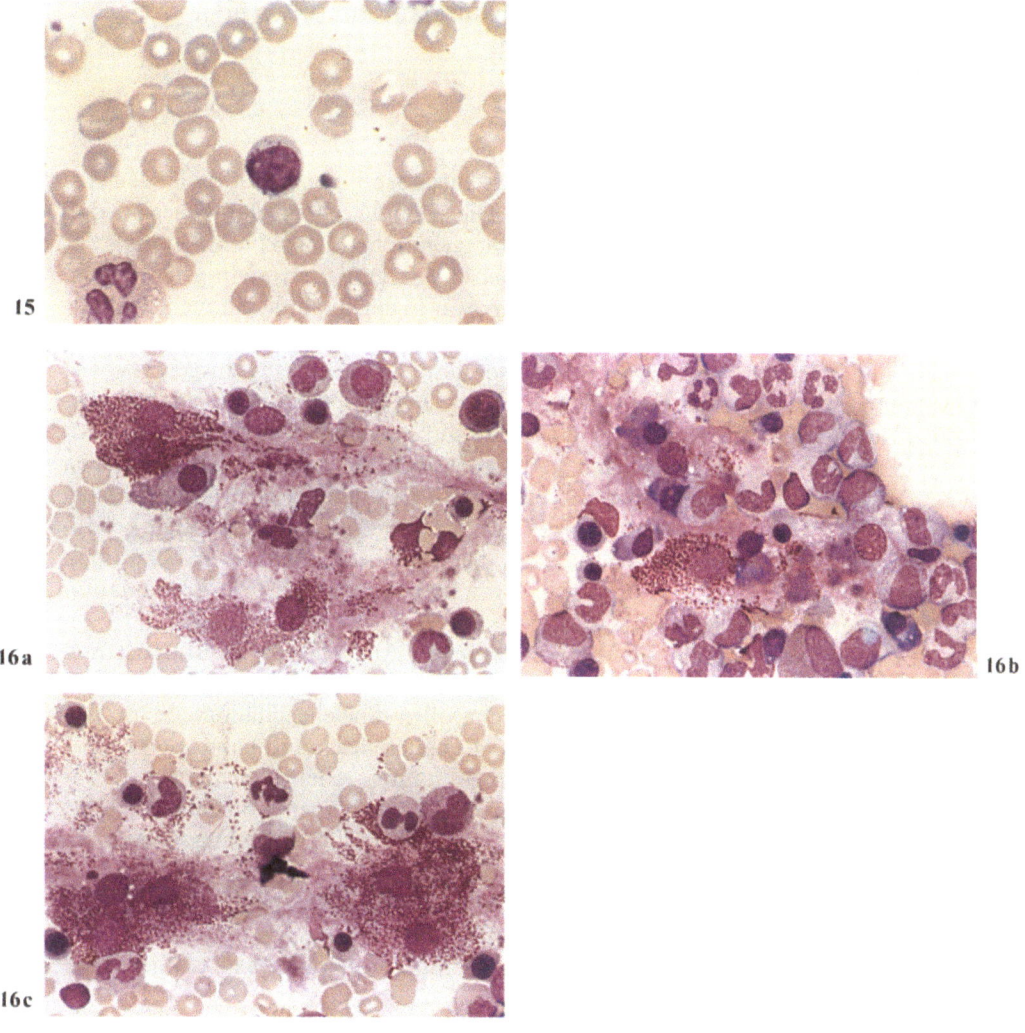

15

16a

16b

16c

Abb. 15. MPSose I–S. Blutlymphozyt mit mehreren feinen Granula.

Abb. 16a–c. MPSose I–S, Knochenmark. Unterschiedlich ausgeprägte, vorwiegend feingranuläre Speicherung in Retikulumzellen. Die normale Spindelform ist meist erhalten, in **a** sehr spärliche, feine Granula in der Plasmazelle (Vergr. 500:1).

Mukopolysaccharidose III (Heparansulfatsulfamidase- oder
N-Acetyl-Glukosaminidase-Mangel)
Synonym: Morbus Sanfilippo [49]

Die morphologischen Befunde bei den verschiedenen Formen unterschieden sich
ebenso wenig wie die klinischen Bilder. Dies könnte jedoch daran liegen, daß
nur bei 9 von unseren 35 Patienten eine biochemische Enzymanalyse vorlag.

Im *Blutausstrich* sind die Lymphozyten die diagnostisch wichtigsten Zellen.
Die granuläre Speicherung findet sich hier zwar in einem ähnlich hohen Prozentsatz wie bei MPSose I–H, I–H/S und II, die Granula sind jedoch in der Regel
nicht nur spärlicher und etwas gröber, sondern sie haben eine ausgesprochene
Neigung zur regionalen Anhäufung (Abb. 17). Die Granulation ist bei über
50% der betroffenen Lymphozyten streng auf eine Plasmaregion beschränkt.
Bei den übrigen verteilen sie sich auf 2 Regionen, oder neben den regionalen
Anhäufungen liegen noch einzelne versprengte Granula. In den meisten Fällen
sind Halos selten oder fehlen. Ein zusätzliches Merkmal ist die geringe Beteili-
gung von Granulozyten und Monozyten. Die Veränderungen bei M. Sanfilippo
entsprechen wahrscheinlich dem sog. Lymphozytentyp der Alder-Granulation
in der Literatur (vgl. [61]).

Noch kennzeichnender als die beschriebenen Alterationen im Blutausstrich
sind diejenigen des *Knochenmarks*, und zwar die quantitativ (75–100% im Mittel
93%) und qualitativ besonders eindrucksvollen Speicherphänomene in den
Plasmazellen (Abb. 18). Außerordentlich charakteristisch und nahezu typenspe-
zifisch sind polymorphe, d.h. stab-, ring-, hantel- oder hakenförmige Einschlüsse, die in aller Regel von einem großen Halo umgeben sind (11,5–37%,
im Mittel 23% der Plasmazellen). Solche polymorphen Einschlüsse konnten
wir unter allen anderen MPSosen zusammen nur bei 2 Patienten mit M. Hunter
nachweisen, und das auch nur in 1,7 bzw. 2% der Plasmazellen. Daneben finden
sich feine oder grobe Granula, die z.T. ebenfalls Halos zeigen. Darüber hinaus
fällt auf, daß der Plasmaleib hier besonders häufig vergrößert bzw. aufgetrieben
ist.

Wie bei den anderen Formen der MPSosen findet man natürlich auch hier
Veränderungen der Retikulumzellen und der Osteoblasten, doch sind die deutlich diskreter als beim M. Hurler.

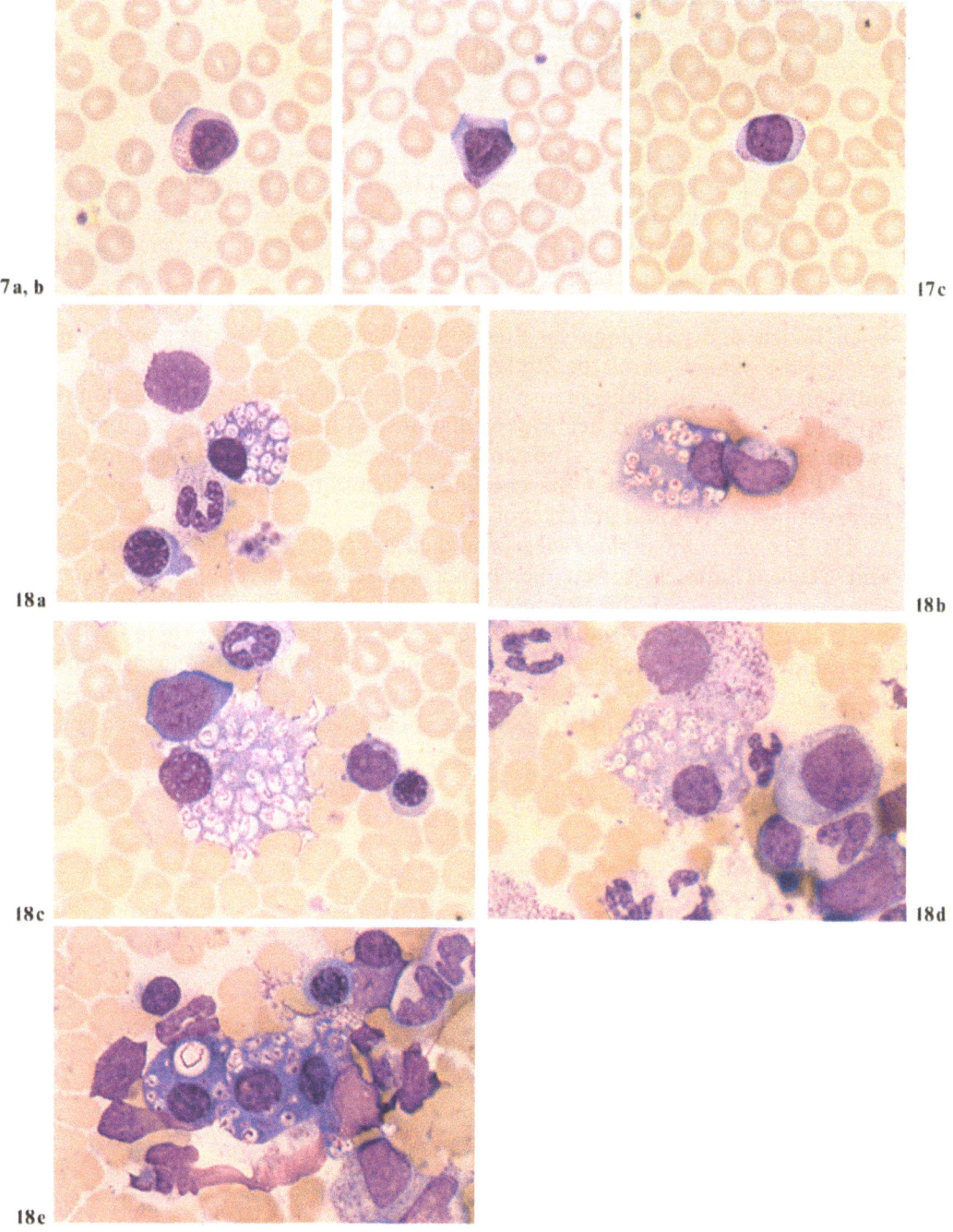

Abb. 17a–c. MPSose III, Blutlymphozyten. Typische regionale Anhäufung der pathologischen Granula.

a Deutliche Halos.
c Zwei Gruppen von Granula.

Abb. 18a–e. MPSose III, Knochenmark, Plasmazellen. Charakteristische, sehr vielgestaltige Einschlüsse, die jeweils von deutlichen Halos umgeben sind (sog. Buhot-Zellen).

Mukopolysaccharidose IV
(Galaktosamin-6-Sulfatsulfatase-Mangel)
Synonym: Morbus Morquio [35]

Das, was in der Literatur gelegentlich als „Granulozytentyp" der Alder-Granulation [10, 61] – ohne den Zusammenhang mit der Grundkrankheit zu kennen – beschrieben worden ist, sind die sehr kennzeichnenden Veränderungen der *Blutneutrophilen* bei MPSose IV. Der erste, der die Granula mit dem M. Morquio in Zusammenhang brachte, war MCKUSICK [33].

In einem sehr hohen Prozentsatz (im Mittel 80%) der neutrophilen Granulozyten finden sich pathologische Einschlüsse, fein- bis grobkörnig oder sogar schollig, die weniger durch die Zahl pro Zelle, als vielmehr durch ihre Prägnanz auffallen (Abb. 19). Sieht man von der klassischen Alder-Granulation bei MPSose VI und VII und der Mukosulfatidose Austin ab, so findet man hier zweifellos die größten bzw. gröbsten Granulozyteneinschlüsse. Zusammen mit der außerordentlich seltenen Speicherung in Lymphozyten sind diese Blutbildveränderungen praktisch unverkennbar.

Die *Knochenmarkveränderungen* sind dagegen recht diskret und diagnostisch weit weniger hilfreich, soweit dies bisher beurteilbar ist. In unserem eigenen Fall beschränkten sich die Befunde praktisch auf feingranuläre Einschlüsse in Retikulumzellen (Abb. 20) und Osteoblasten. Zuverlässige Berichte in der Literatur sind sehr rar [10, 43] und scheinen mit unserem Befund übereinzustimmen.

Die sog. Dale-Variante [6, 56] (wir konnten 5 Patienten untersuchen) läßt sich hämatomorphologisch nicht vom klassischen M. Morquio unterscheiden.

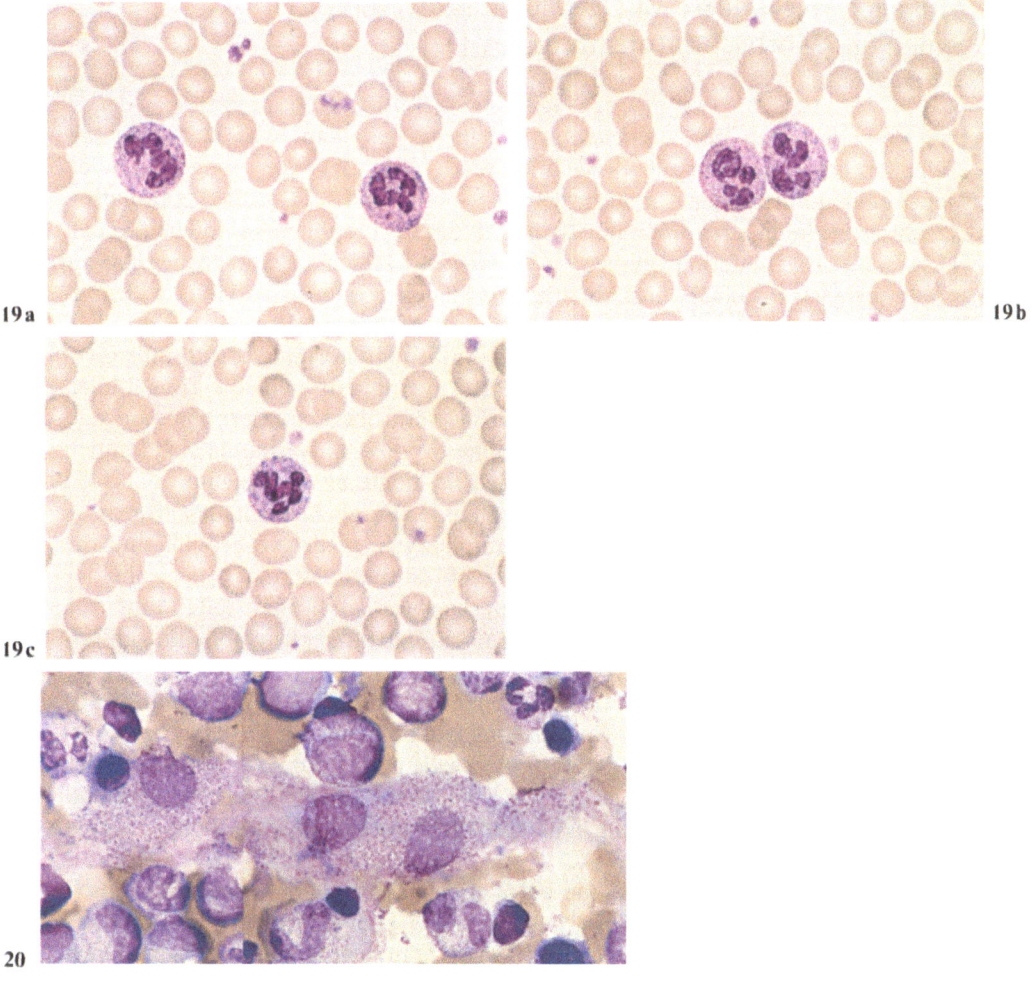

Abb. 19a–c. MPSose IV, Blut. Spärliche, grobe, sehr prägnante Einschlüsse in neutrophilen Segmentkernigen.

Abb. 20. MPSose IV, Knochenmark, Retikulumzellen. Feingranuläre, nur mäßig dichte Speicherung.

Mukopolysaccharidose VI (Arylsulfatase-B-Mangel)
Synonym: Morbus Maroteaux-Lamy [32]

Die Veränderungen der *Blutleukozyten* entsprechen dem, was landläufig als Alder-Granulationsanomalie bezeichnet wird (Abb. 21). Die obligat in allen Neutrophilen vorhandene, außerordentlich dichte und z.T. grobe Granulation ist sehr augenfällig, aber noch massiver sind die Eosinophilen verändert (ALDER [1] sprach von „Pseudobasophilen"). Vorwiegend zeigen sie eine grobe bis sehr grobe, zuweilen sogar schollige, dichte, ausschließlich intensiv rotviolette Granulation. Daneben finden sich einige Zellen, die ebenfalls vergröberte, aber grünlich tingierte Granula enthalten. In Größe und Anfärbung normale eosinophile Granula kommen nicht vor. Entgegengesetzt verhalten sich die Basophilen (Abb. 21d, e). Die Granula sind nicht nur nie vergröbert, sondern überwiegend sogar an Zahl und/oder Größe reduziert. Die Monozyten verhalten sich ähnlich wie die Granulozyten: In aller Regel zeigen sie dichte bis sehr dichte, z.T. auch grobe, vereinzelt sogar polymorphe Einschlüsse. Verglichen mit den MPSosen I–III ist der Prozentsatz speichernder Lymphozyten niedriger; jedoch sind die Granula etwas häufiger grob, und besonders auffällig ist die hohe Zahl der Granula pro Zelle. Hier ist übrigens bemerkenswert, daß nicht selten auch die kleine, nahezu nacktkernige Lymphozytenform betroffen ist, wobei die zahlreichen Granula eng um den Kern gedrängt liegen (Abb. 21g).

Außer den im Blutausstrich beschriebenen Granulozyten (Abb. 22) und Monozyten scheinen die anderen Speicherungsphänomene im *Knochenmark* vergleichsweise diskret zu sein. Die Retikulumzellen sind nur z.T. betroffen und – soweit bisher beurteilbar – geringer verändert als z.B. bei MSPose I–H und II. In Plasmazellen lassen sich nur feine und mehr oder minder spärliche Granula nachweisen.

Problematisch sind die Befunde bei 2 erwachsenen Schwestern mit klinisch und radiologisch milder Variante des Typs VI. Die sehr dichte Granulation in den Neutrophilen und Monozyten findet man hier auch. Indessen fehlen die sonst so charakteristischen rotvioletten Granula der Eosinophilen, die zwar auch alle Speicherung zeigen, indes als grünliche Granula imponieren. Die verminderte Granulation in den Basophilen scheint weniger deutlich.

Abb. 21 a–g. MPSose VI. Blut.
a   Neutrophile Segmentkernige mit sehr dichter, aber relativ feiner Granulation.
b   Eosinophile mit deutlich vergröberten, unterschiedlich gefärbten Granula.
c   Eosinophiler mit sehr grober, rot-violetter Granulation.
d, e   Basophile. Sowohl die Zahl, als auch die Größe und Farbintensität der Granula sind deutlich vermindert.
f   Monozyt mit zahlreichen, rötlichen Granula. Die Granulation ist jedoch keineswegs so dicht wie bei den neutrophilen Granulozyten.
g   Schmalplasmatischer Lymphozyt mit zahlreichen Granula unterschiedlicher Größe.

Abb. 22 a, b. MPSose VI, Knochenmark. Neutrophile und eosinophile Granulozyten. Besonders eindrucksvoll die schwarz-violette Speicherung in den unreifen Eosinophilen.

21 a

21 b

21 c

21 d

21 e

21 f

21 g

22 a

22 b

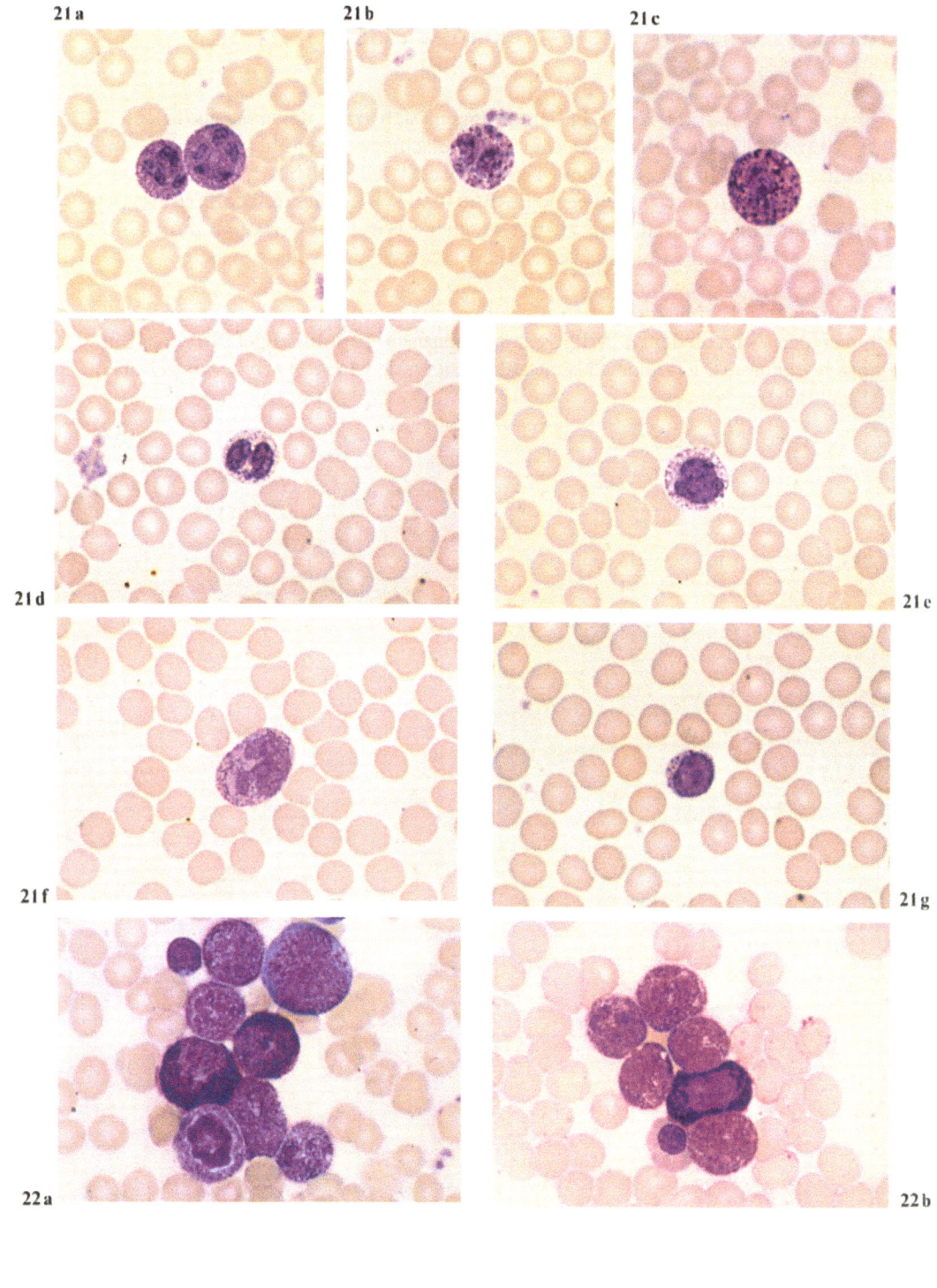

33

Mucopolysaccharidose VII (*β*-Glukuronidase-Mangel) [55]

Anhand der Präparate von 3 Patienten lassen sich trotz der ganz unterschiedlichen Enzymdefekte keine eindeutigen Unterschiede gegenüber den Blut- und Knochenmarkveränderungen bei MPSose VI feststellen (Abb. 23 und 24). Darüber hinaus hatten wir Gelegenheit, Blut- und Knochenmarkpräparate des Falls 1 von GIBAUD et al. [16] zu untersuchen. Wir konnten keine morphologischen Veränderungen nachweisen. Eine Erklärung dafür fehlt bisher.

Um einen Überblick zu geben, haben wir die morphologischen Besonderheiten bei den verschiedenen MPSosen schematisch zusammengefaßt. Für Blut und Knochenmark ist die jeweils charakterisierende Markerzelle hervorgehoben (Abb. 25a, b).

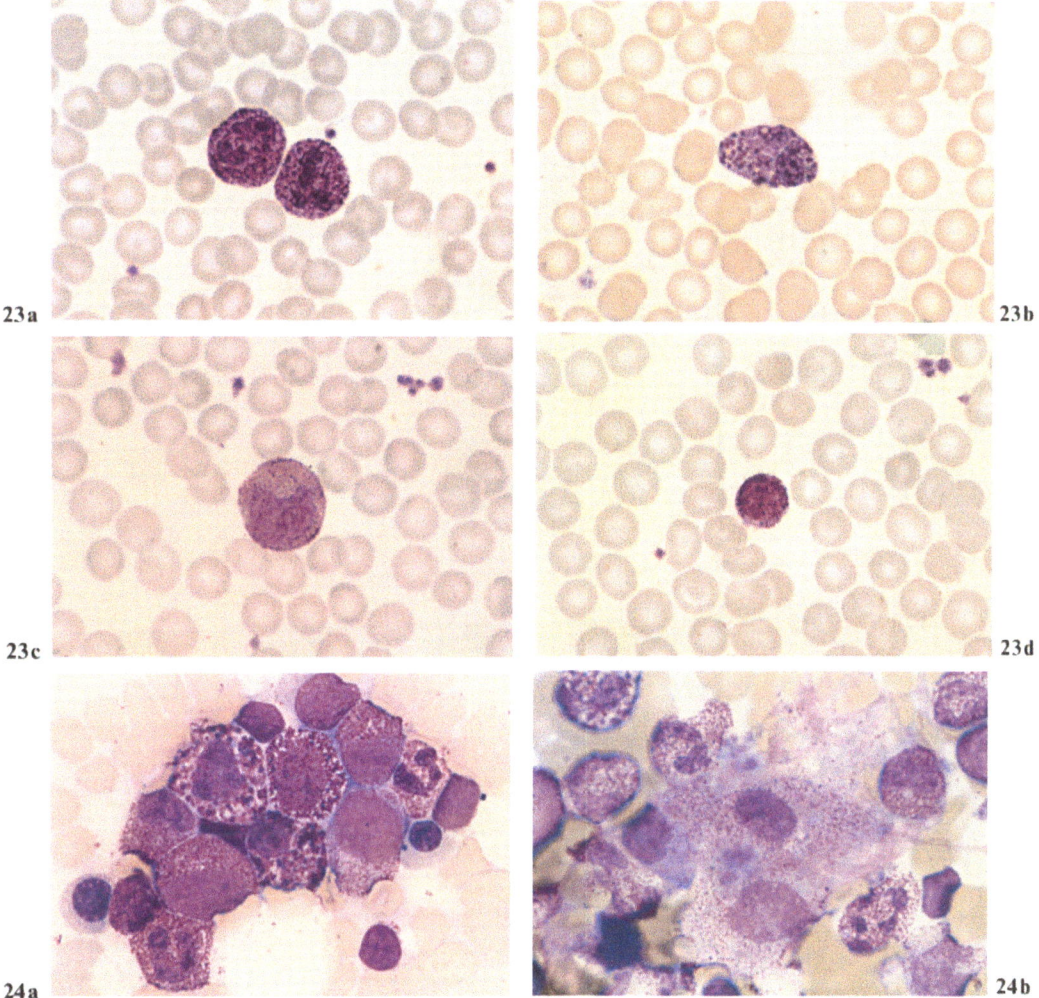

Abb. 23 a–d. MPSose VII, Blut.

a Neutrophile Segmentkernige mit sehr dichter, aber relativ feiner Granulation.
b Eosinophiler mit grober, rot-violetter Granulation.
c Dichte, feine Granulation in Monozyten.
d Schmalplasmatischer Lymphozyt mit zahlreichen feinen, eng um den Kern gedrängten Granula.

Abb. 24 a, b. MPSose VII, Knochenmark.

a Eosinophile und Neutrophile mit typischen Speicherphänomenen.
b Retikulumzellen mit nur mäßig dichter, feiner Granulation.

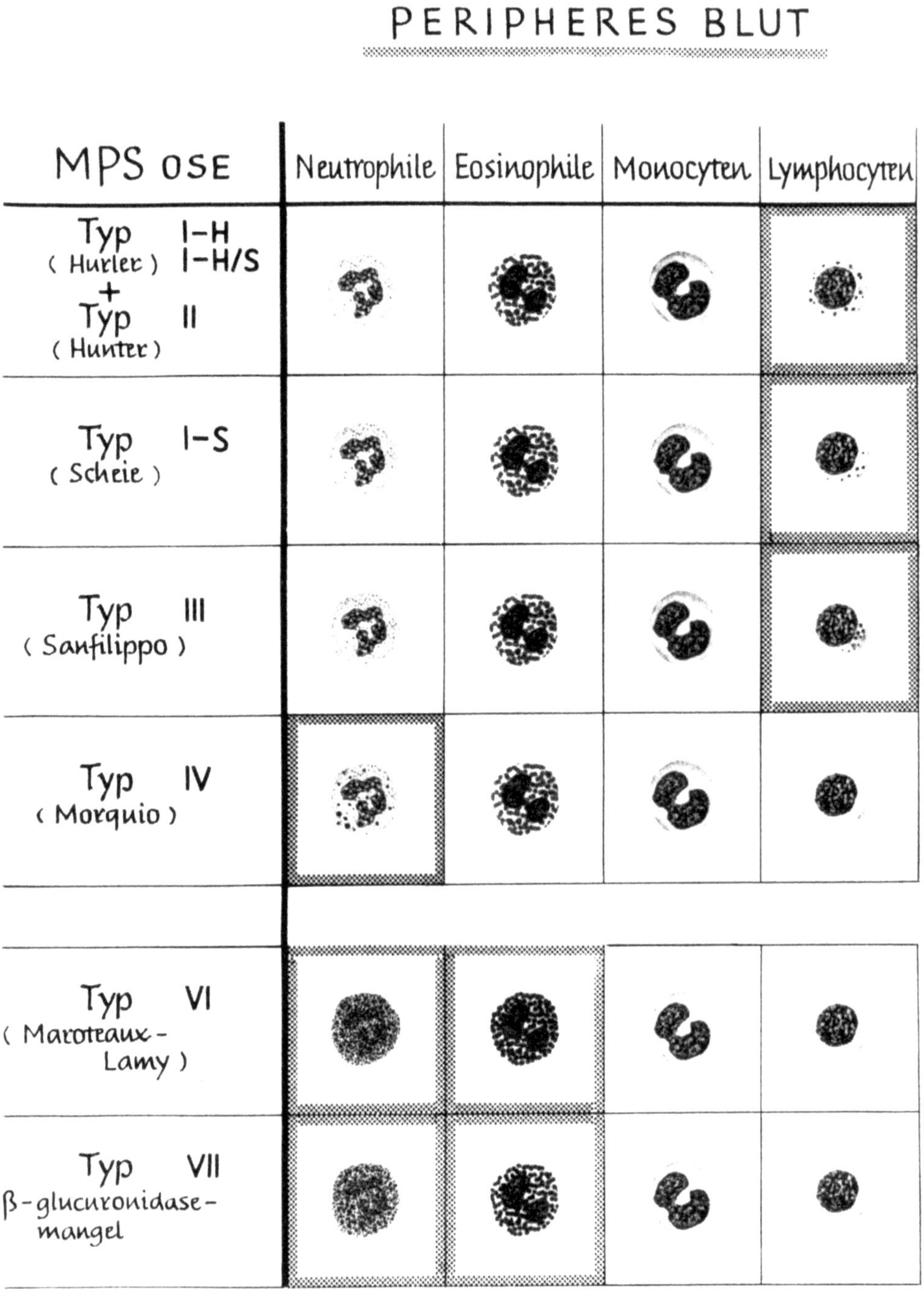
PERIPHERES BLUT
MPS OSE
Neutrophile
Eosinophile
Monocyten
Lymphocyten
Typ I-H
(Hurler) I-H/S
+
Typ II
(Hunter)
Typ I-S
(Scheie)
Typ III
(Sanfilippo)
Typ IV
(Morquio)
Typ VI
(Maroteaux-
Lamy)
Typ VII
β-glucuronidase-
mangel

Abb. 25a, b. Schematische Übersicht über die morphologisch kennzeichnenden Zellen (Markerzellen) bei MPSosen. Markerzellen umrandet.
a Blut.

MPS OSE	Granulocyten	Retikulumzellen	Plasmazellen	Marker Zelle ↓
Typ I-H (Hurler) I-H/S + Typ II (Hunter)				
Typ I-S (Scheie)				
Typ III (Sanfilippo)				
Typ IV (Morquio)				
Typ VI (Maroteaux-Lamy)				neutroph. eosin.
Typ VII ß-glucuronidase-mangel				neutroph. eosin.

b Knochenmark. Ursprungszelle und Markerzelle jeweils umrandet.

Mukolipidosen

Sie sind weniger häufig als die MPSosen, oder sie werden – da klinisch die Dysmorphie z.T. weniger ausgeprägt ist oder gar fehlt – seltener erkannt.

Tatsächlich haben wir in unserem Material mit 68 Fällen nur etwa halb so viele wie MPSosen. Bei einigen Formen mag die kleine Zahl zu Skepsis über die Bedeutung der zytomorphologischen Veränderungen Anlaß geben, und sicher ist eine vorsichtige Bewertung angebracht. Trotz dieser Einschränkungen sollen jedoch auch diese Befunde erörtert werden, weil sie z.T. sehr prägnant sind, außerdem Beschreibungen und Illustrationen in der Literatur praktisch fehlen und viele Details bisher nicht bekannt sind.

In gewisser Analogie zu dem MPSosen sind bei den Mukolipidosen (MLosen) die Eosinophilen ebenfalls häufig verändert. Mit Ausnahme der Mukosulfatidose Austin und der I-cell Disease handelt es sich hier jedoch nicht nur um eine vergröberte und grau-grünlich tingierte Granulation, sondern auch um eine partielle Verminderung der Granula an Zahl und Größe. Abgesehen von der G_{M1}-Gangliosidose I haben diese Veränderungen diagnostisch keine entscheidende Bedeutung.

β-Galaktosidase-Mangel Typ I [26]
Synonym: G_{M1}-Gangliosidose I

Wie von den meisten Autoren berichtet, besteht die augenfälligste Veränderung im *Blut* an den Lymphozyten: Sie zeigen zu einem hohen Anteil (74–93%, im Mittel 88%) feine oder grobe Vakuolen in recht großer Zahl. Häufig ist das Plasma vergrößert, die Vakuolen sind paranukleär angereichert (Abb. 26d). Darüber hinaus finden sich aber auch einzelne Lymphozyten (1–2%), die pathologische Granula oder Granula und Vakuolen enthalten. Übrigens sind auch in einem großen Teil der Monozyten Granula und/oder Vakuolen vorhanden (60–87%, im Mittel 73%) (Abb. 26e–g).

Bisher nicht beachtet, aber besonders interessant sind die Veränderungen an den Eosinophilen (Abb. 26a–c). Ihre Granula sind zu einem kleinen Teil vergröbert und grau-grünlich gefärbt, außerdem sind die übrigen Granula an Zahl, Größe und Färbbarkeit vermindert. Dadurch wirken sie insgesamt bunter, aber auch fahler als normale Eosinophile, nach denen man in den Blutausstrichen vergeblich sucht.

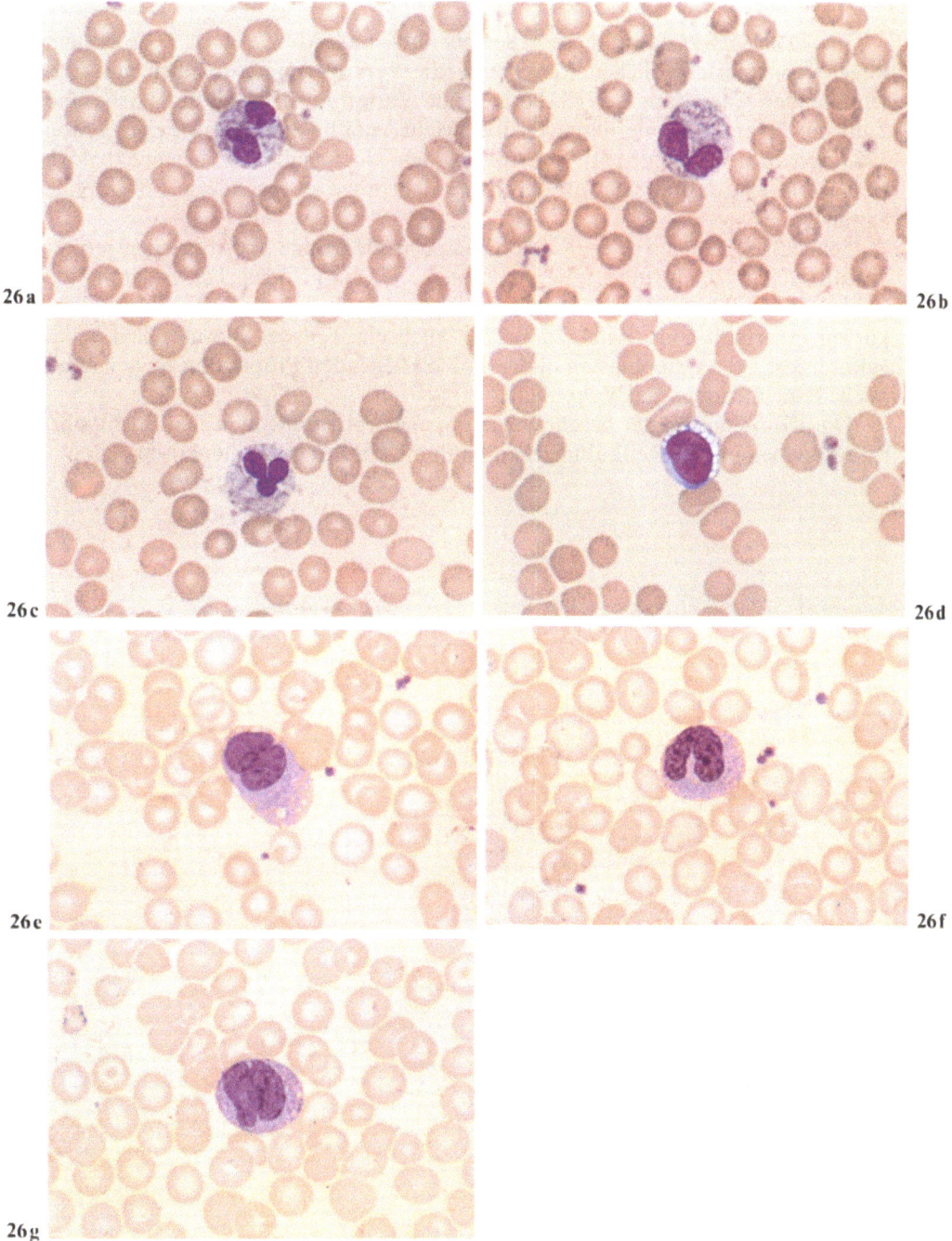

26a

26b

26c

26d

26e

26f

26g

Abb. 26a–g. β-Galaktosidase-Mangel I, Blut.

a–c Eosinophile, die ihre ursprünglichen Kennzeichen nahezu verloren haben, die Granula sind an Zahl, Größe und Färbbarkeit vermindert. Die Granula wirken bunter, die Zellen insgesamt jedoch fahler als normal.

d Lymphozyt mit groben, distinkten Vakuolen.

e–g Monozyten mit Vakuolen, mit feinen Granula und mit beidem.

Im *Knochenmark* fallen diese Zellen ebenfalls auf (Abb. 27a, b), doch besteht wegen der unterschiedlichen Reifegrade (die Veränderungen nehmen mit fortschreitender Ausreifung zu) eine erhebliche Variation in bezug auf Farbe und Zahl der Granula sowie deren Größe. Mehr zufällig sind diese Zellen schon 1968 von SERINGE et al. [54] bemerkt worden, doch haben sie seinerzeit noch nicht realisiert, daß es sich um durch Speicherprozesse veränderte Eosinophile handelt.

Schließlich finden sich im Knochenmark große, runde Speicherzellen retikulohistiozytären Ursprungs, die Vakuolen, Granula oder beides enthalten (Abb. 27c–e). Überwiegend handelt es sich dabei um unterschiedlich große Vakuolen innerhalb einer Zelle. Immer ist auch ein Teil der Plasmazellen leicht vakuolisiert. Alle Osteoblasten in den uns vorliegenden Präparaten zeigten zahlreiche feine Granula und Vakuolen.

Die Kombination der beschriebenen Speicherphänomene in den Eosinophilen mit denen in den Retikulumzellen kann als absolut charakteristisch gelten.

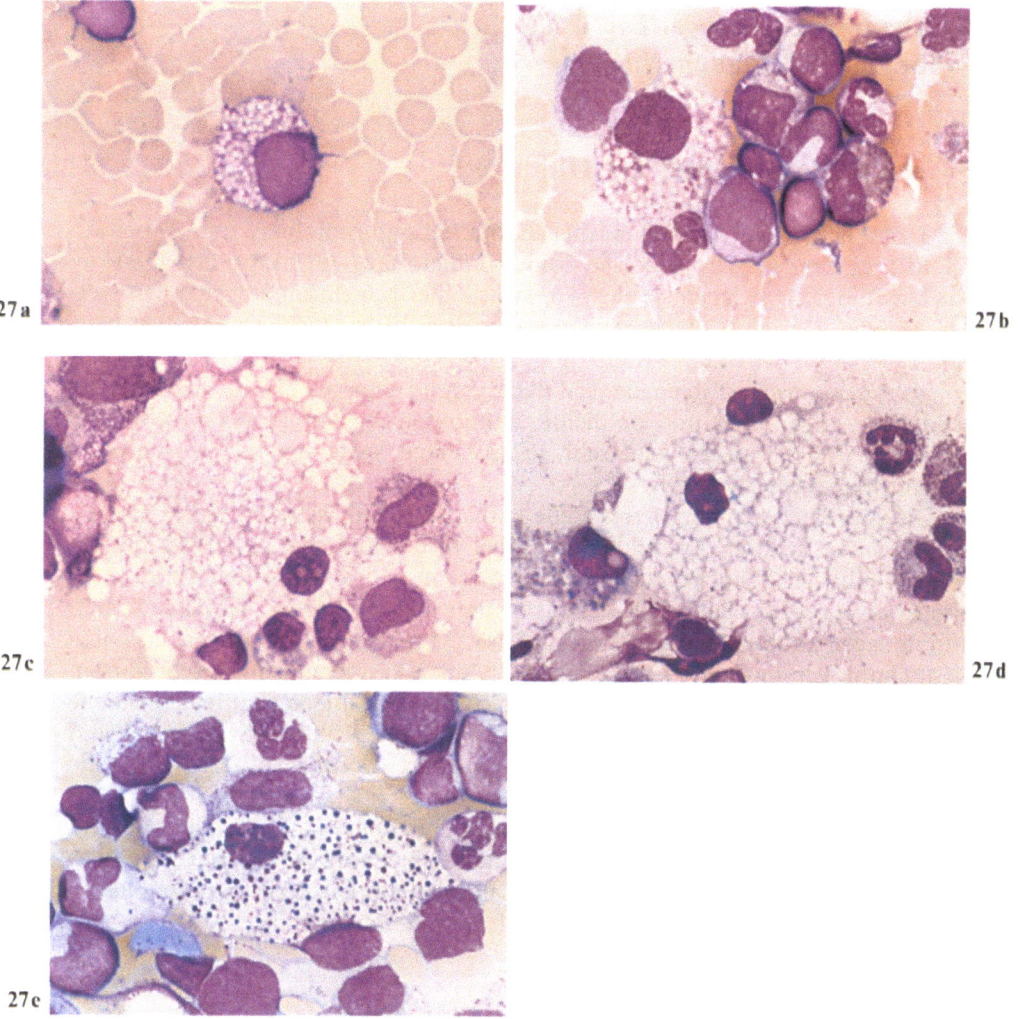

27a

27b

27c

27d

27e

Abb. 27 a–e. *β*-Galaktosidase-Mangel I, Knochenmark.
a, b Unreife Eosinophile mit ausgeprägtem Granulaschwund.
c, d Retikulumzellen, angefüllt mit Vakuolen unterschiedlicher Größe, dazwischen einzelne, feine Granula.
e Retikulumzelle mit vorwiegend grobgranulärer Speicherung.

β-Galaktosidase-Mangel Typ II [7]
Synonym: G_{M1}-Gangliosidose II

und

β-Galaktosidase-Mangel Typ III [30, 38]

Die Krankheitsbilder unterscheiden sich klinisch und radiologisch (s. Tabelle 2, s.S. 8f.), es handelt sich jedoch in beiden Fällen um β-Galaktosidase-Defekte. Auch zytologisch gleichen sie sich, so daß sie hier gemeinsam abgehandelt werden können. Übrigens sind diese Veränderungen bisher nicht beschrieben worden.

Im *Blutausstrich* ist in einem Teil der Lymphozyten (ca. 50%) eine überwiegend feine, mehr oder minder dichte Vakuolisierung zu erkennen (Abb. 28). Granuläre Einlagerungen sind sehr selten. Feine Vakuolen finden sich auch in den Monozyten (40–60%).

Die charakterisierende Markerzelle enthält das *Knochenmark* (Abb. 29 a–e). Sie ist einzig in ihrer Art und kommt bei keiner anderen Speicherkrankheit vor. (Wir haben ähnliche Zellen nur bei einem 4jährigen Patienten mit chronischer Myelose gesehen.) Die Zelle ist durch ihre eigenartige hellblaue – man könnte sagen „himmelblaue" – Färbung des Zytoplasmas gekennzeichnet. Diese Retikulumzellen mit einer Größe bis zu 40 µm sind überzogen mit sehr zarten, netzartigen, weitmaschigen, rötlichen Strukturen. Auf diesen sind feine, rötliche Granula kettenförmig angeordnet. Saure-Phosphatase- und PAS-Reaktion sind stark positiv (Abb. 29f, g), was für die Gegenwart schwer löslicher Glykolipide spricht und natürlich nicht spezifisch ist.

Neben dieser Markerzelle sind die anderen Befunde nebensächlich. So gibt es auch Retikulumzellen mit spärlicher oder dichter und meist feiner Granulation. Vakuolisierung der Plasmazellen ist eher selten. Die meisten Osteoblasten enthalten dagegen spärliche, feine Vakuolen und/oder Granula.

Abb. 28a, b. β-Galaktosidase-Mangel II, Blutlymphozyten. Relativ spärliche, feine Vakuolen.

Abb. 29a–g. β-Galaktosidase-Mangel II, Knochenmark, Retikulumzellen.
a–e Hell- bis mittelblaue, von uns als himmelblau bezeichnete Zellen. Sie sind überzogen mit sehr zarten, netzartigen, weitmaschigen, rötlichen Strukturen, auf denen sehr feine Granula angeordnet sind.
f Saure-Phosphatase-Reaktion sehr stark positiv (obwohl das Präparat bei Reaktion 1 Jahr alt war).
g PAS-Reaktion stark positiv.

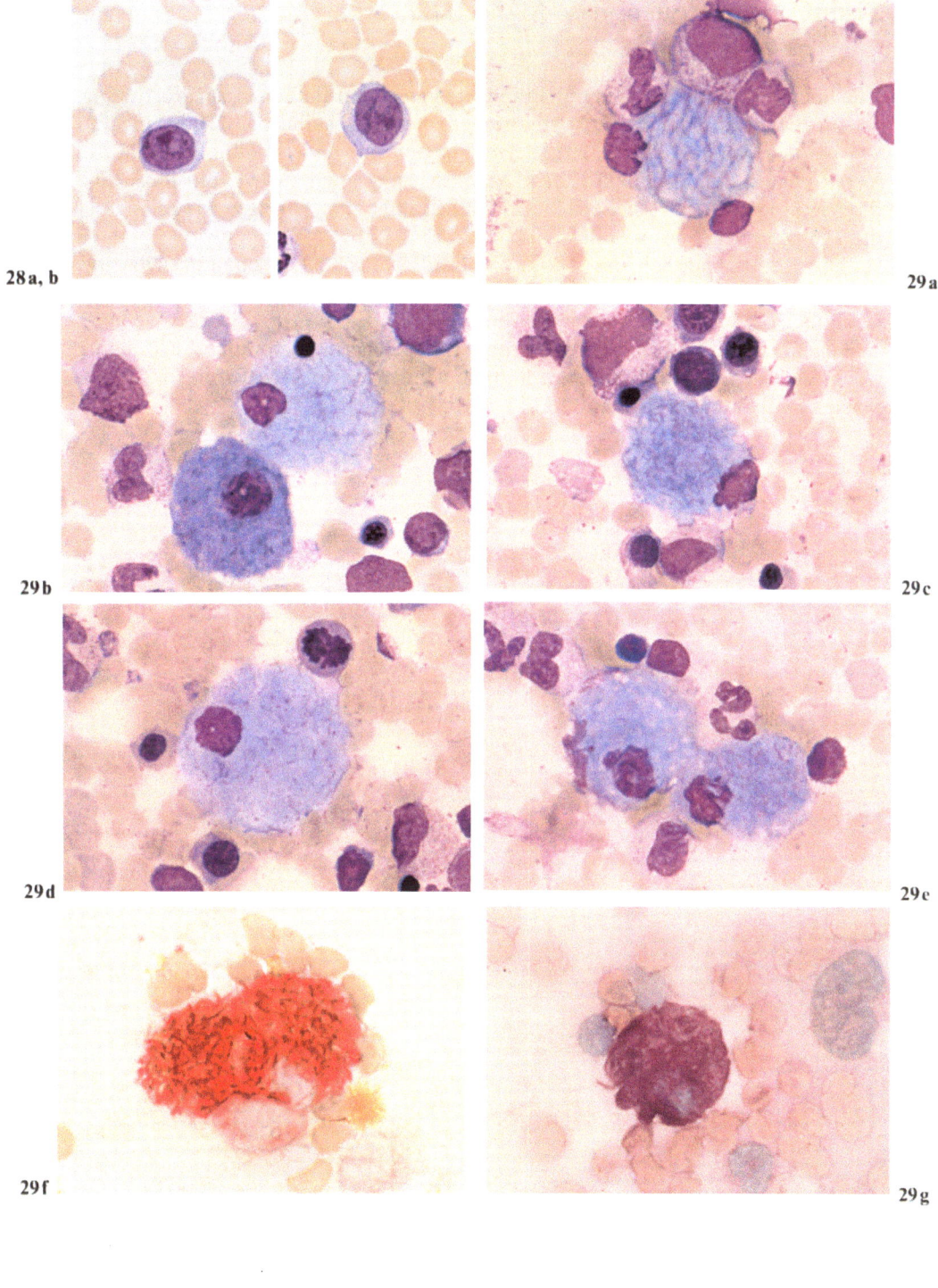

28 a, b

29 a

29 b

29 c

29 d

29 e

29 f

29 g

Fukosidose (α-L-Fukosidase-Mangel) [9]

Zur Beurteilung standen uns nur Präparate von einem Patienten zur Verfügung.

Im *Blut* ermittelten wir aus Ausstrichen, die im Abstand von 1 Jahr angefertigt worden waren, 11 bzw. 30% Lymphozyten mit feiner Vakuolisierung. Im Vergleich z.B. zum β-Galaktosidase-Mangel I oder auch zur Mannosidose sind die Vakuolen in der Regel spärlicher, indistinkter und häufiger irregulär über das Plasma verteilt (Abb. 30).

Die Retikulumzellen des *Markes* weisen zu etwa 50% schaumzellenartige Veränderungen auf (Abb. 31a–c), d.h. Vakuolen stehen ganz im Vordergrund, Granula sind, wenn vorhanden, fein und spärlich. Ein weiterer, jedoch kleinerer Teil der Retikulumzellen zeigt nur granuläre Speicherung jedweder Ausprägung (Abb. 31d, e). Die Plasmazellen sind ohne nennenswerte Abweichungen. Osteoblasten fehlten in den Präparaten.

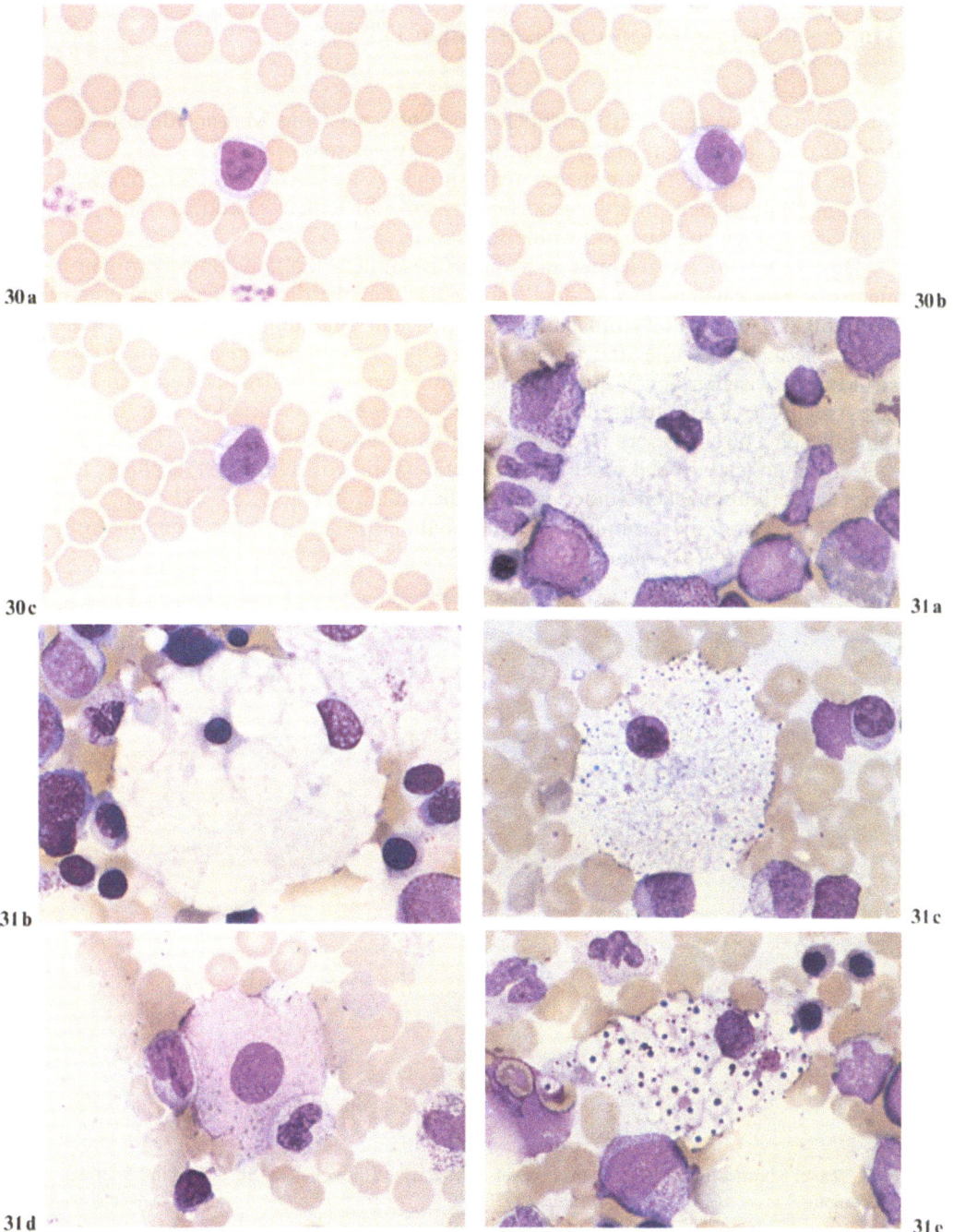

30 a

30 b

30 c

31 a

31 b

31 c

31 d

31 e

Abb. 30 a–c. Fukosidose. Blutlymphozyten. Feine, meist spärliche, teils indistinkte Vakuolen.

Abb. 31 a–e. Fukosidose, Knochenmark, Retikulumzellen.
a, b Überwiegend grob, teils auch fein vakuolisierte, aufgetriebene Zellen.
c Gemischte, feinvakuoläre und -granuläre Speicherung.
d, e Nur granuläre Einschlüsse, in **d** besonders fein.

Mannosidose (α-D-Mannosidase-Mangel) [39]

Im Gegensatz zu den vorangehenden Krankheiten ist die Mannosidose unter den MLosen in unserem Material am häufigsten vertreten.

Im *Blutausstrich* zeigt sich ein recht hoher Anteil von Lymphozyten (ca. 60%) mit zahlreichen, überwiegend feinen und sehr feinen Vakuolen (Abb. 32) sowie selten auch spärlicher Granulation.

Das *Knochenmark* zeichnet sich durch besonders lebhafte Speicherphänomene aus. Stark betroffen sind die Plasmazellen, die hier die Markerzelle darstellen (Abb. 33a–c). Das Zytoplasma ist häufig dicht angefüllt mit Vakuolen sehr unterschiedlicher Größe und aufgetrieben; z.T. vermitteln plasmatische Reststrukturen zwischen den Vakuolen einen wabenartigen Eindruck. Auch ein hoher Anteil der Retikulumzellen ist vergrößert und mit Vakuolen sehr unterschiedlichen Durchmessers (1–11 μm) prall angefüllt (Abb. 33d, e). Hier kommen Mischungen von Vakuolen und Granula häufig vor. Diese Art der Speicherung in Retikulumzellen findet man ähnlich auch bei anderen MLosen. Die Osteoblasten sind alle verändert. Meistens handelt es sich um eine Kombination von Granula und Vakuolen.

Abb. 32a–c. Mannosidose, Blut. Lymphozyten mit relativ zahlreichen, mehr oder minder feinen Vakuolen.

Abb. 33a–e. Mannosidose, Knochenmark.
a–c Die besonders charakteristischen Plasmazellen. In **a** beginnende Vakuolisierung *unten links*, schon deutlichere, sehr grobe *oben rechts*. In **b** und **c** sehr zahlreiche, distinkte, gleichmäßige Vakuolen, aufgetriebener Plasmaleib.
d, e Retikulumzellen mit gemischter, feiner bis sehr grober Vakuolisierung. In **e** außerdem hellblaue Plaques und Zellphagozytose.

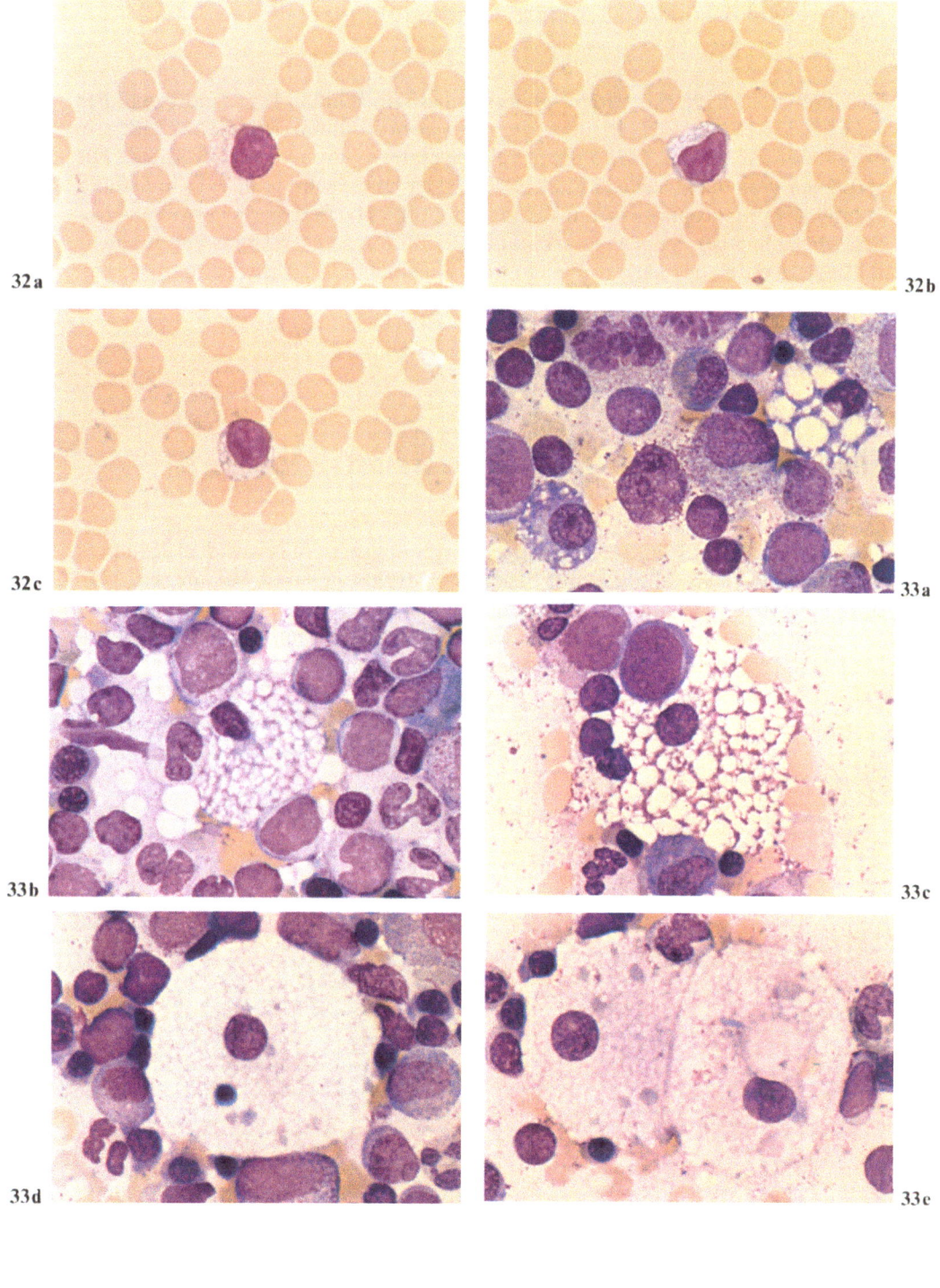

32 a

32 b

32 c

33 a

33 b

33 c

33 d

33 e

Aspartylglukosaminurie (Aspartylglukosaminidase-Mangel) [42]

Sie ist offenbar nicht nur selten, sondern außerhalb Finnlands nur in Einzelfällen bekannt [5, 15, 23, 42]. In den *Blutausstrichen* konnten wir die Angaben in der Literatur über das Vorkommen vakuolisierter Lymphozyten bestätigen. Die Vakuolen sind nicht sehr zahlreich, fein oder auch sehr fein, z.T. indistinkt. Häufig ist der Zytoplasmasaum verbreitert (Abb. 34). Bedauerlicherweise verfügen wir nicht über Knochenmarkpräparate, und unseres Wissens liegen solche Befunde auch in der Literatur nicht vor. Anzunehmen ist jedoch, daß sich im Knochenmark ebenfalls Speicherphänomene irgendeiner Form nachweisen lassen würden.

Mukosulfatidose Austin (Arylsulfatase-A- und -B-Mangel) [2]

Die Erkrankung fällt in dieser Gruppe morphologisch völlig aus dem Rahmen. Die *Blutbildbefunde* stimmen mit denen bei MPSose VI und VII überein, d.h. starke, dichte Granulation in allen neutrophilen und eosinophilen Granulozyten sowie fast allen Monozyten und in etwa der Hälfte der Lymphozyten (Abb. 35). Lediglich der Anteil granulationsgeminderter Basophiler ist geringer.

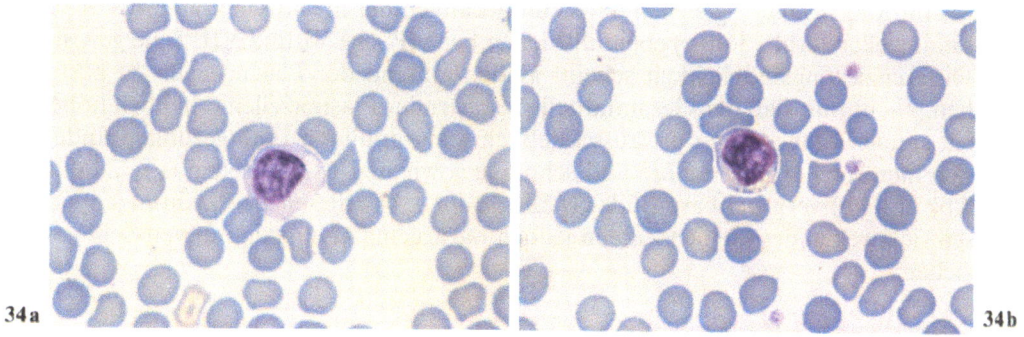

34a

34b

Abb. 34a, b. Aspartylglukosaminurie, Blut. Lymphozyten mit feinen, relativ spärlichen Vakuolen, in **b** traubenartig angeordnet (Wright-Färbung).

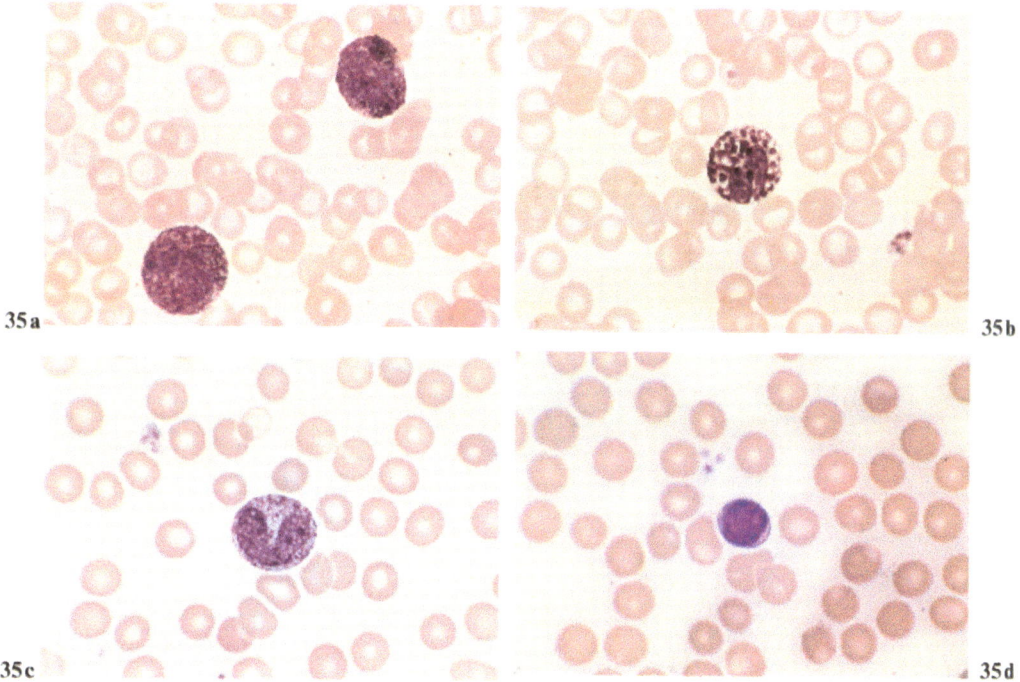

35a

35b

35c

35d

Abb. 35a–d. Mukosulfatidose, Blut.
a Starke, dichte Granulation in neutrophilen Segmentkernigen.
b Eosinophiler mit sehr grober, rot-violetter Granulation.
c Weniger zahlreiche, relativ feine Granula in Monozyten.
d Kleiner Lymphozyt mit mäßig dichter, sehr feiner Granulation.

Im *Knochenmark* gleichen die Veränderungen der myeloischen und der Retikulumzellen (Abb. 36a–c) ebenfalls denen bei MPSose VI und VII. Eine gewisse Differenzierungsmöglichkeit scheint jedoch anhand der Plasmazellen zu bestehen. Nicht nur, daß der Gesamtanteil speichernder Plasmazellen erheblich höher ist, sondern neben den dort ausschließlich feingranulären Einlagerungen finden sich hier auch grobgranuläre und schollige sowie den Buhot-Zellen (s. S. 28 und Abb. 18a–e) vergleichbare Bilder (Abb. 36d–f). Aus diesen Beobachtungen lassen sich wegen der kleinen Zahlen jedoch naturgemäß keine definitiven Schlüsse ziehen.

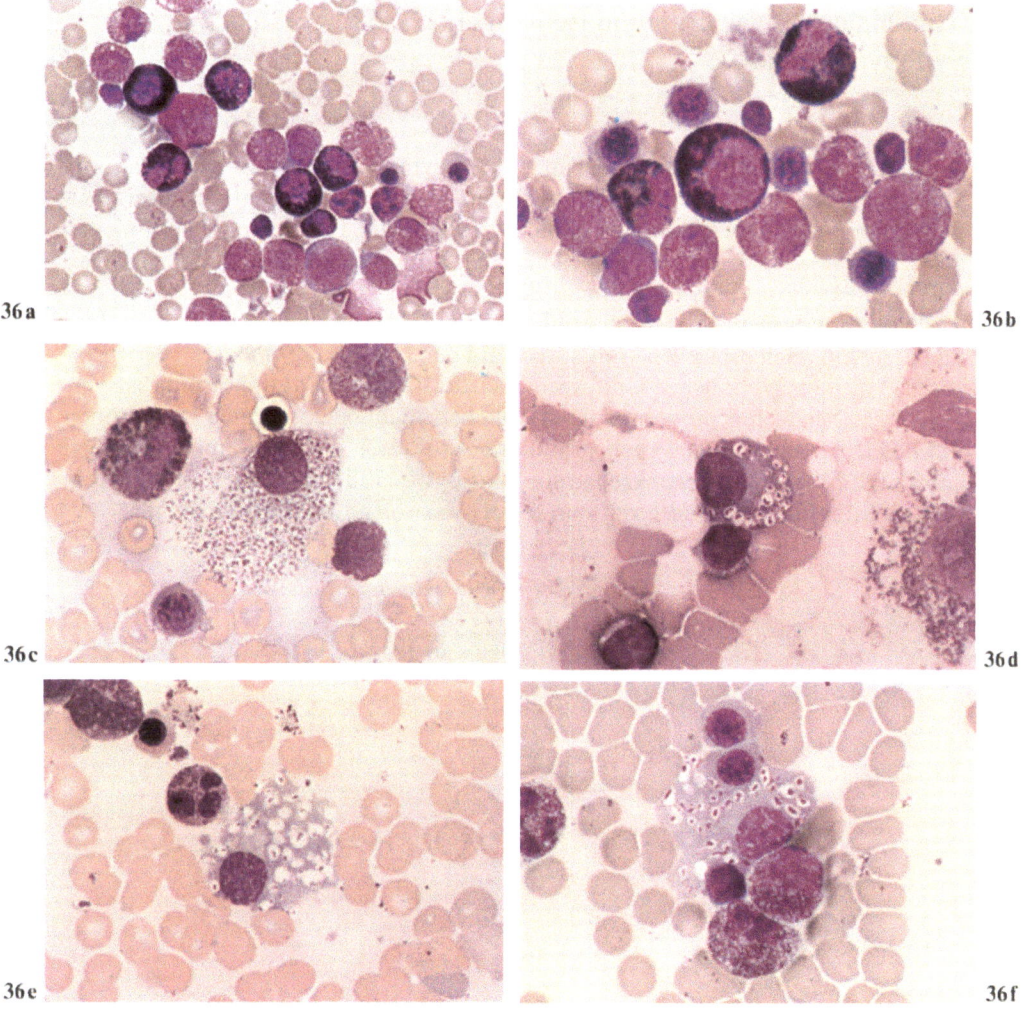

36a

36b

36c

36d

36e

36f

Abb. 36a–f. Mukosulfatidose, Knochenmark.

a, b Neutrophile und eosinophile Granulozyten. Besonders imponierend die schwarz-violette
Speicherung in den unreifen Eosinophilen (**a** Vergr. 500:1).

c Retikulumzelle mit relativ dichter, feiner Granulation.

d–f Ausgeprägte, polymorphe Speicherungsphänomene in Plasmazellen.

Mukolipidose I (Neuraminidasemangel) [57, 58]
Synonym: Sialidose

Im *Blutausstrich* sind die Veränderungen der Lymphozyten (Abb. 37) qualitativ von denen bei β-Galaktosidase-Mangel und Mannosidose nicht zu unterscheiden. Quantitativ dagegen ist der Anteil vakuolisierter Formen eindeutig niedriger (20–30%). Auch derjenige speichernder Monozyten ist sehr viel geringer, und granuläre Einschlüsse sind nicht nachweisbar.

Die Besonderheit der Speicherphänomene im *Knochenmark* besteht im Dominieren von „Schaumzellen" (entsprechend den „cellules spumeuses" der Franzosen) von ungewöhnlicher Uniformität (Abb. 38). Die Vakuolisierung ist vergleichsweise fein und monomorph, das Nebeneinander von feinen und groben Vakuolen ist sehr selten. Auch granuläre Strukturen sind – wenn vorhanden – nur sehr diskret. Die Plasmazellen sind nur unwesentlich verändert. Alle Osteoblasten enthalten eine Mischung von feinen Vakuolen und feinen Granula.

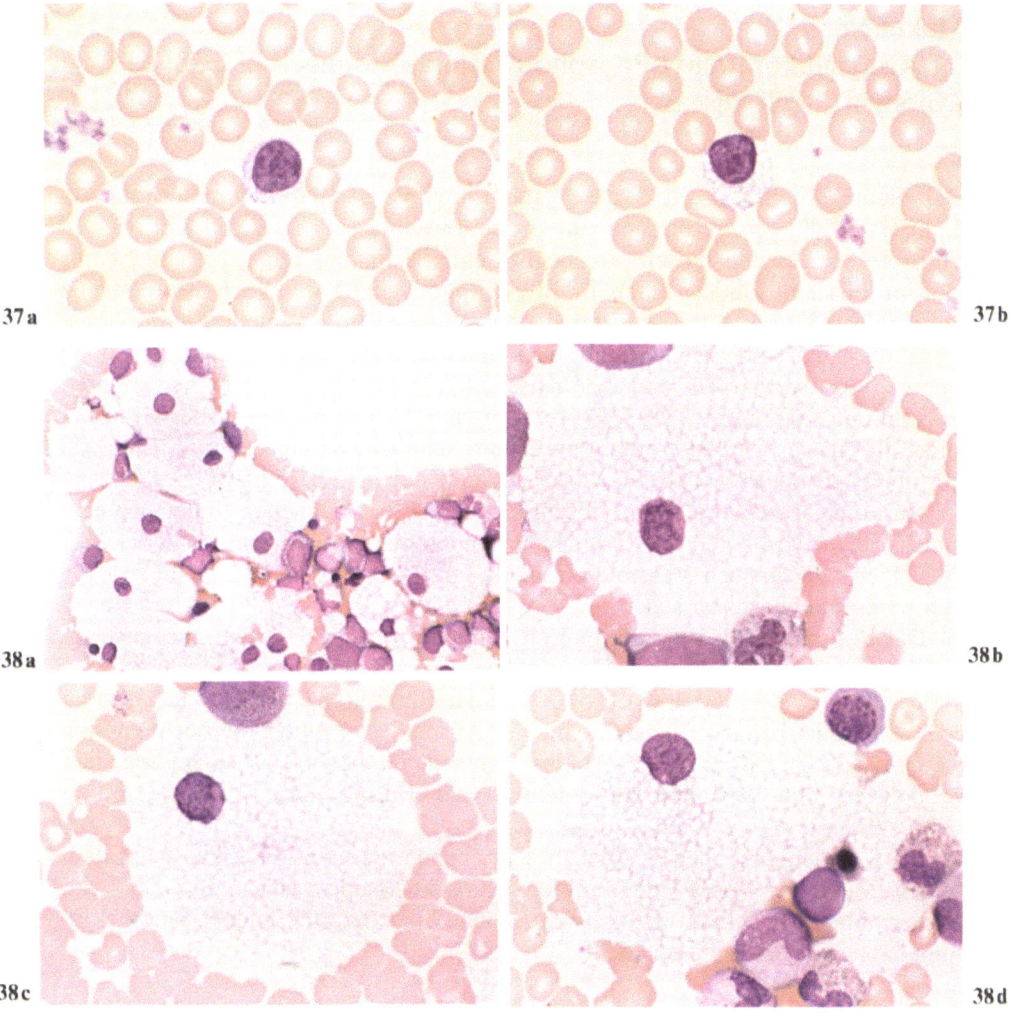

37a 37b

38a 38b

38c 38d

Abb. 37a, b. Mukolipidose I, Blutlymphozyten. Unterschiedlich ausgeprägte, relativ feine Vakuolisierung.

Abb. 38a–d. Mukolipidose I, Knochenmark.
a Cluster von gleichförmigen speichernden Retikulumzellen (Vergr. 320:1).
b–d Typische „Schaumzellen", d.h. sehr große, gleichmäßig fein vakuolisierte Retikulumzellen.

Mukolipidose II
(N-Acetylglukosaminyl-Phosphotransferase-Mangel) [27, 28]
Synonym: I-cell Disease

Der Name „Inclusion-cell disease" stammt von den Erstbeschreibern LEROY u. DEMARS [27]; er bezog sich auf grobe Einschlüsse, die sie in kultivierten Fibroblasten gesehen hatten. Grobe Einschlüsse finden sich jedoch nicht nur in Fibroblasten, sondern auch in Blutlymphozyten. Tatsächlich ist dies eine der wenigen Krankheiten, bei der die Diagnose allein aus dem *Blutausstrich*, sogar aus einem schlechten, gestellt werden kann. Denn die Lymphozyten haben einen so außerordentlich charakteristischen Aspekt, wie er bei keiner anderen Erkrankung vorkommt (Abb. 39): Im typischen Fall ist das vergrößerte Plasma angefüllt mit zartrosa bis roten, rundlichen Schollen. Sie liegen im Plasma wie „Bonbons im Beutel" oder, wie wir es genannt haben [20], „bag of candies".

Naturgemäß sehen nicht alle Lymphozyten so aus. Daneben findet sich eine bunte Vielfalt von roten oder rötlichen, feinen oder groben Granula ohne oder mit feinen oder groben Vakuolen. Das dadurch entstehende bunte Bild ist für sich wiederum charakteristisch.

Das *Knochenmark* ist diagnostisch weniger wichtig. Es zeigt die gleichen Lymphozyten in geringerer Zahl, außerdem ganz ähnliche Speicherphänomene in den Plasmazellen. Auch ein großer Teil der Retikulumzellen enthält Granula oder Vakuolisierungen unterschiedlichen Ausmaßes. Schließlich zeichnen sich die Osteoblasten durch ein „morbides" Aussehen aus: Sie sind stark, aber fein vakuolisiert und enthalten außerdem in der Regel feine, rötliche Granula (Abb. 40).

Bei 8 Patienten haben wir den beschriebenen zytologischen Typ gefunden. In den Präparaten von 5 weiteren, deren Krankheitsbild klinisch dem der I-cell disease entsprach, fehlten zytologisch jegliche Speicherphänomene. Eine Erklärung haben wir dafür bisher nicht.

Abb. 39 a–e. Mukolipidose II, Blut. Besonders charakteristischer Aspekt der Lymphozyten: im meist vergrößerten Plasma finden sich sowohl feine bis mäßig grobe, rötliche Granula als auch zart rosa bis rötliche, unscharf konturierte, schollige Einschlüsse als auch Vakuolen. Die verschiedenen Mischungen ergeben ein buntes Bild („bag of candies").

Abb. 40 a, b. Mukolipidose II, Knochenmark. Besonders ausgeprägte Veränderungen an Osteoblasten in Form von zahlreichen Vakuolen und feinen rötlichen Granula.

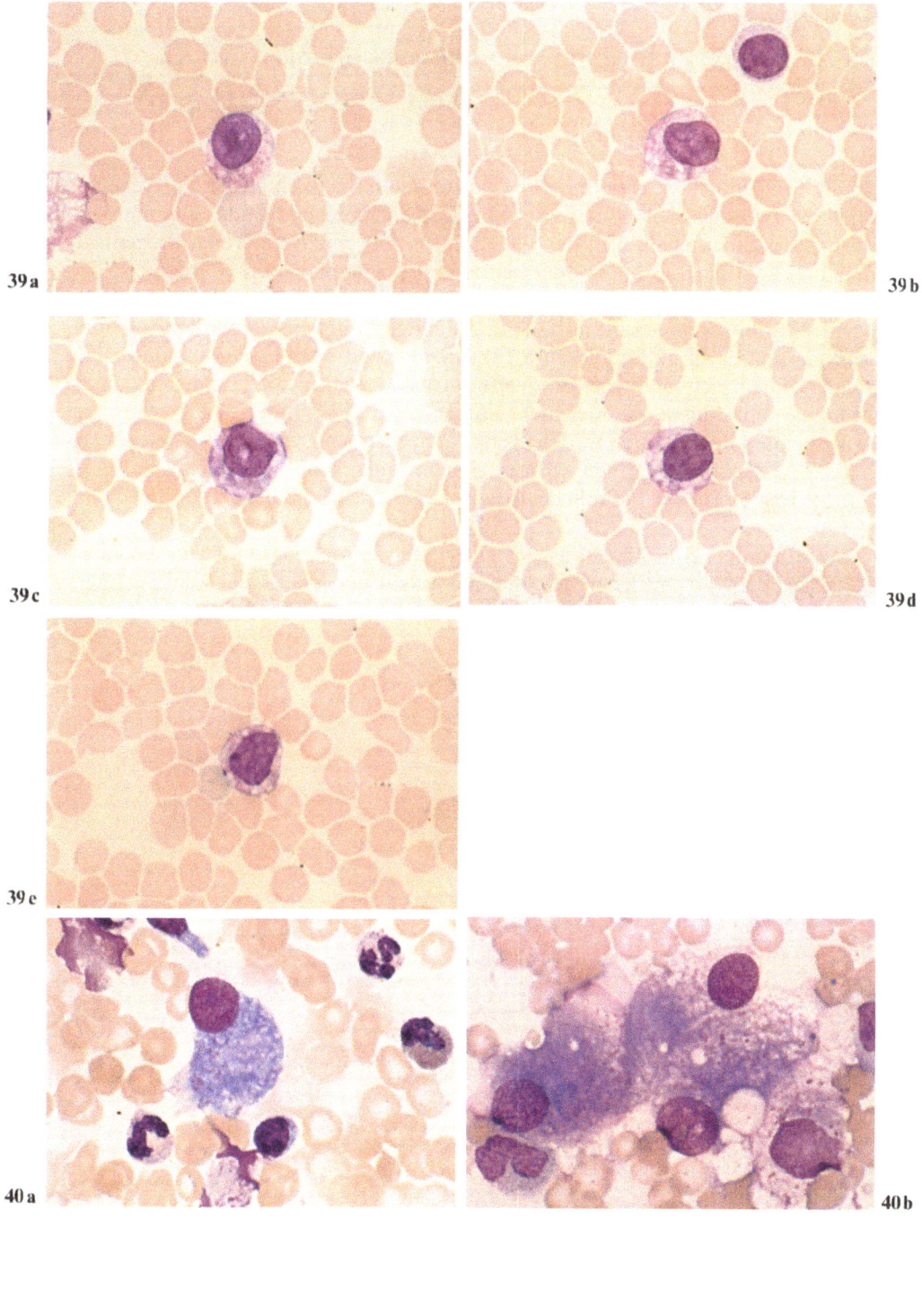

39 a

39 b

39 c

39 d

39 e

40 a

40 b

Mukolipidose III

(N-Acetylglukosaminyl-Phosphotransferase-Mangel) [31]
Synonym: Pseudopolydystrophie

So unterschiedlich wie das klinische Bild, so unterschiedlich ausgeprägt scheinen auch die zytologischen Befunde zu sein. Dementsprechend findet man im *Blutausstrich* nur bei einem Teil der Patienten und in einem niedrigen Prozentsatz (2–30%) Vakuolen, Granula oder beides in den Lymphozyten (Abb. 41).

Im *Knochenmark* enthalten die Plasmazellen die wesentlichen Veränderungen (Abb. 42): Nur wenige sind normal, die Mehrzahl zeigt eine Vielfalt von scholligen, granulären und vakuolären Strukturen einzeln oder in Kombination. Besonders kennzeichnend aber sind sehr grobe, rosa bis rote, manchmal auch hellblaue Einschlüsse, die hier nicht immer kreisrund, sondern auch eckig, fast brikettartig geformt sind. In den Retikulumzellen sind gröbere Abweichungen selten. In Osteoblasten sahen wir nur feine Granula, keine Vakuolen. Ein vierter Patient zeigte prinzipiell ähnliche, jedoch ungleich geringere Veränderungen.

Wiederum sind in schematischer Übersicht die morphologischen Besonderheiten bei den verschiedenen MLosen dargestellt und die jeweils kennzeichnenden Markerzellen hervorgehoben (Abb. 43).

Abb. 41 a–c. Mukolipidose III, Blutlymphozyten.
a   Relativ dichte, feine Vakuolisierung.
b   Feine, rötliche Granula.
c   Kombination von Vakuolen und Granula.

Abb. 42 a–f. Mukolipidose III, Knochenmark.
a   Retikulumzelle mit überwiegend feiner, mäßig dichter Granulation.
b–f   Plasmazellen mit teils grobscholligen, teils granulären, teils vakuolären Speicherphänomenen. Die scholligen Einschlüsse zeigen unterschiedliche Form und Färbung.

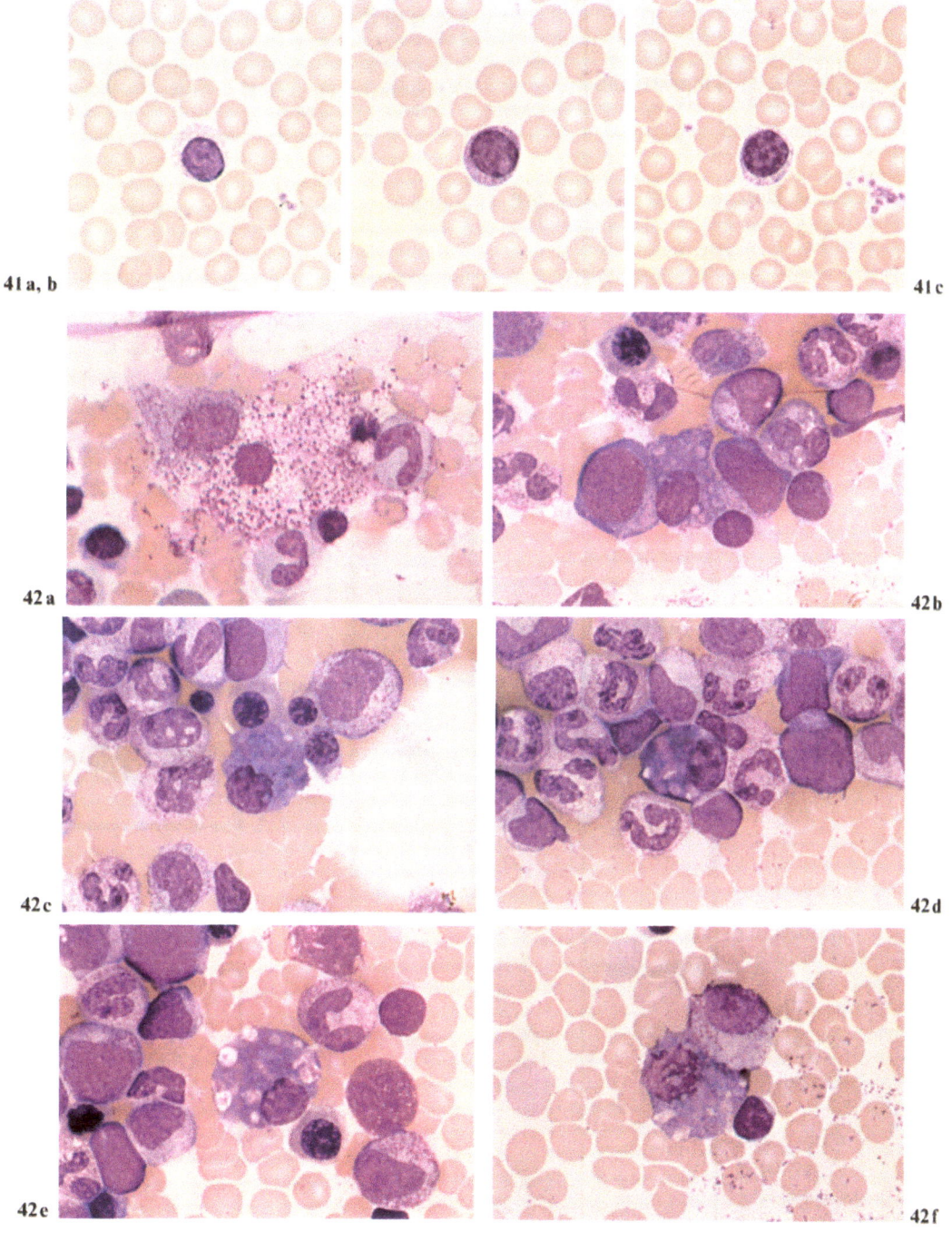

41 a, b

41 c

42 a

42 b

42 c

42 d

42 e

42 f

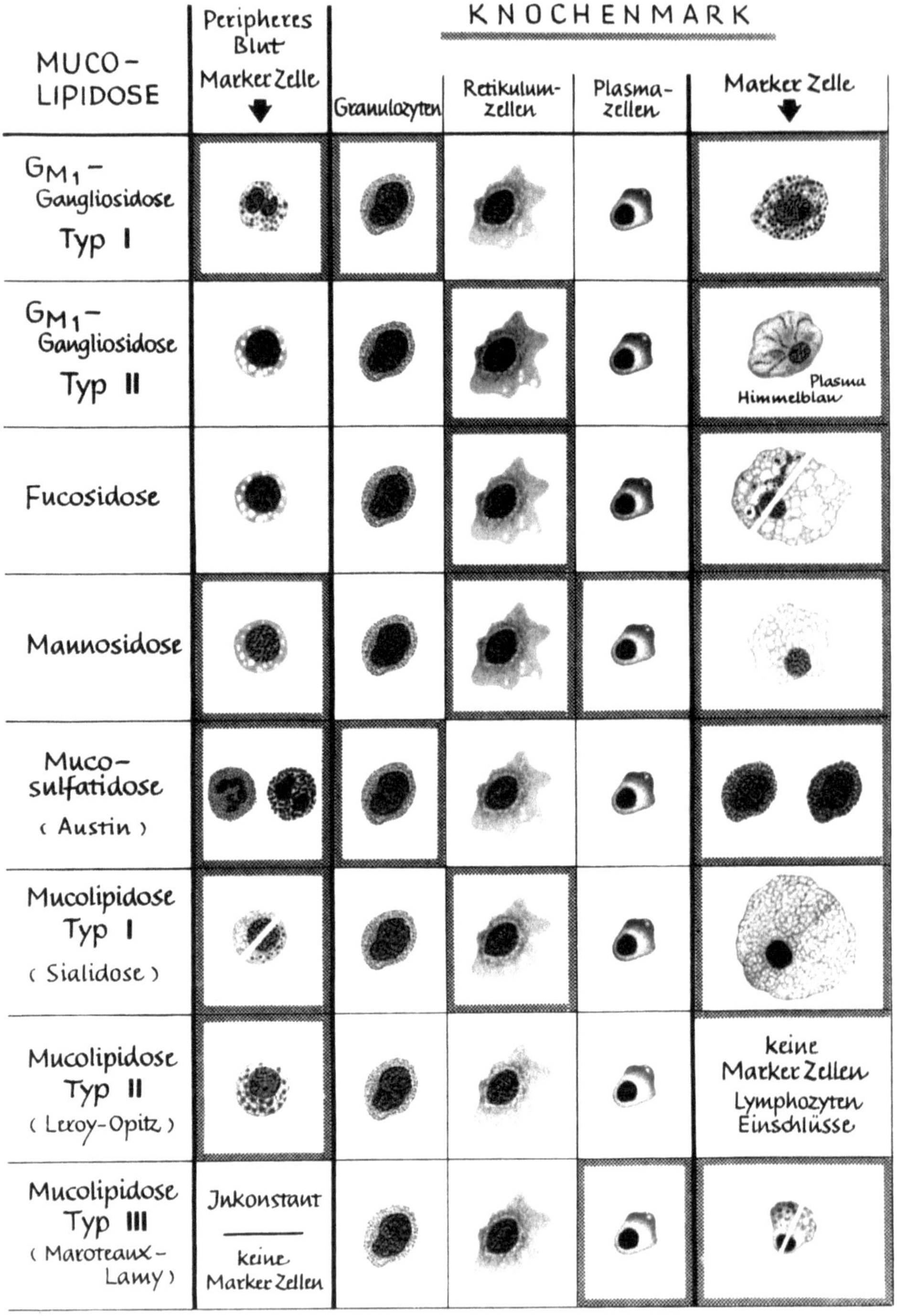

MUCO-LIPIDOSE	Peripheres Blut Marker Zelle ↓	KNOCHENMARK			
		Granulozyten	Retikulum-zellen	Plasma-zellen	Marker Zelle ↓
G_{M_1}-Gangliosidose Typ I					
G_{M_1}-Gangliosidose Typ II					Plasma Himmelblau
Fucosidose					
Mannosidose					
Muco-sulfatidose (Austin)					
Mucolipidose Typ I (Sialidose)					
Mucolipidose Typ II (Leroy-Opitz)					keine Marker Zellen Lymphozyten Einschlüsse
Mucolipidose Typ III (Maroteaux-Lamy)	Jnkonstant —— keine Marker Zellen				

Abb. 43. Schematische Übersicht über die morphologisch kennzeichnenden Zellen (Markerzellen) bei den Mukolipidosen. Ursprungszellen und Markerzellen jeweils umrandet.

Lipidosen

In diesem Zusammenhang interessant sind in erster Linie die Sphingolipidosen. Im Gegensatz zu den MPSosen und MLosen sind hämatomorphologische Veränderungen nicht bei allen Krankheitsbildern nachweisbar, so bei M. Krabbe, M. Fabry und metachromatischer Leukodystrophie. In Tabelle 3 (s.S. 10f.) sind die in diese Gruppe gehörenden Erkrankungen aufgeführt. Abgesehen vom M. Fabry haben alle Sphingolipidosen trotz des jeweils einheitlichen Enzymdefekts klinisch unterschiedliche Erscheinungsformen. Dies ist teils auf Isoenzyme, teils auf komplette oder nur partielle Enzymdefekte zurückzuführen. Skelettveränderungen spielen in dieser Krankheitsgruppe eine untergeordnete Rolle, während neurologische Symptome ganz im Vordergrund stehen. Aber auch Hepato- und Splenomegalie sowie ophthalmologische Veränderungen kommen vor. Besteht eine Splenomegalie, so ist die Wahrscheinlichkeit von Knochenmarkveränderungen hoch.

Morbus Niemann-Pick (Sphingomyelinasemangel) [37, 41]

Die in der Literatur so häufig erwähnte Vakuolisierung der Blutlymphozyten konnten wir bei unseren 3 Patienten mit der C-Form nicht bestätigen. Es erscheint jedoch denkbar, daß diese Veränderungen im Blutausstrich bei den Formen mit totalen Enzymdefekten (A und B) auftreten.

Im *Knochenmark* ist der Befund geprägt von in der Regel zahlreichen, durch Lipideinlagerung vergrößerten, rundlich-ovalen Retikulumzellen. Typisch ist dabei eine Mischung von feinen bis groben Vakuolen innerhalb derselben Zelle (Abb. 44). Sie ähneln den Schaumzellen bei G_{M1}-Gangliosidose, Fukosidose und Mannosidose; Granula indessen fehlen. Gelegentlich findet man statt der farblosen Vakuolen eine blaß- bis mittelblaue Tingierung des Plasmas (Abb. 44d). Bisher nicht beschrieben ist eine mehr oder minder ausgeprägte (30–50%) feine bis grobe Vakuolisierung der Plasmazellen (Abb. 44f), der Zelldurchmesser ist in der Regel nicht vergrößert.

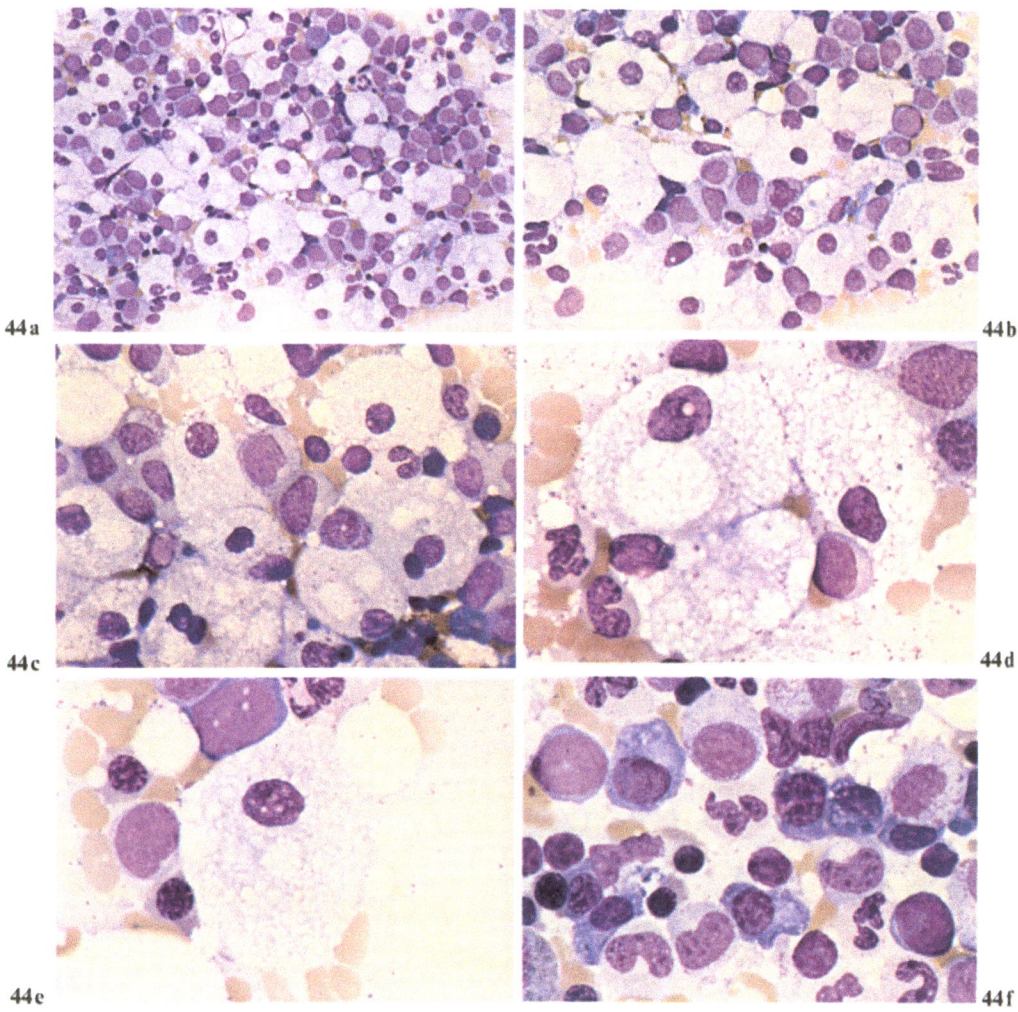

Abb. 44a–f. Morbus Niemann-Pick, Knochenmark.

a–e Große retikulohistiozytäre Speicherzellen von ovaler bis rundlicher Form, angefüllt mit zahlreichen Vakuolen ganz unterschiedlicher Größe. **a** Vergr. 200:1; **b** Vergr. 320:1; **c** Vergr. 500:1.

d Teilweise blaß-blaue Tingierung.

f Plasmazellen mit unterschiedlich ausgeprägter, relativ feiner Vakuolisierung (Vergr. 500:1)

Beim *Typ F*, der sog. **„Sea-blue histiocyte disease"** [51], konnten wir bei unseren relativ zahlreichen Patienten (7) Veränderungen im zirkulierenden *Blut* ebenfalls nicht feststellen. Das *Mark* ist hier gekennzeichnet durch ähnliche Phänomene wie bei den anderen Formen des M. Niemann-Pick, nur ist die Zahl und die Variationsbreite der blau tingierten Zellen deutlich größer (Abb. 45).

Eine kurze Anmerkung zur Problematik der „sea-blue histiocyte disease": Bis vor ca. 6 Jahren galt sie als ausgesprochen chronische, relativ harmlose Erkrankung ohne neurologische Symptome. Dann mehrten sich jedoch Publikationen über Niemann-Pick-ähnliche Erscheinungsformen (z.B. [19, 29, 62]). Schließlich gelang der Nachweis des zugrundeliegenden Enzymdefekts (thermolabile Sphingomyelinase [53]) und damit der Zugehörigkeit zum Niemann-Pick-Syndrom.

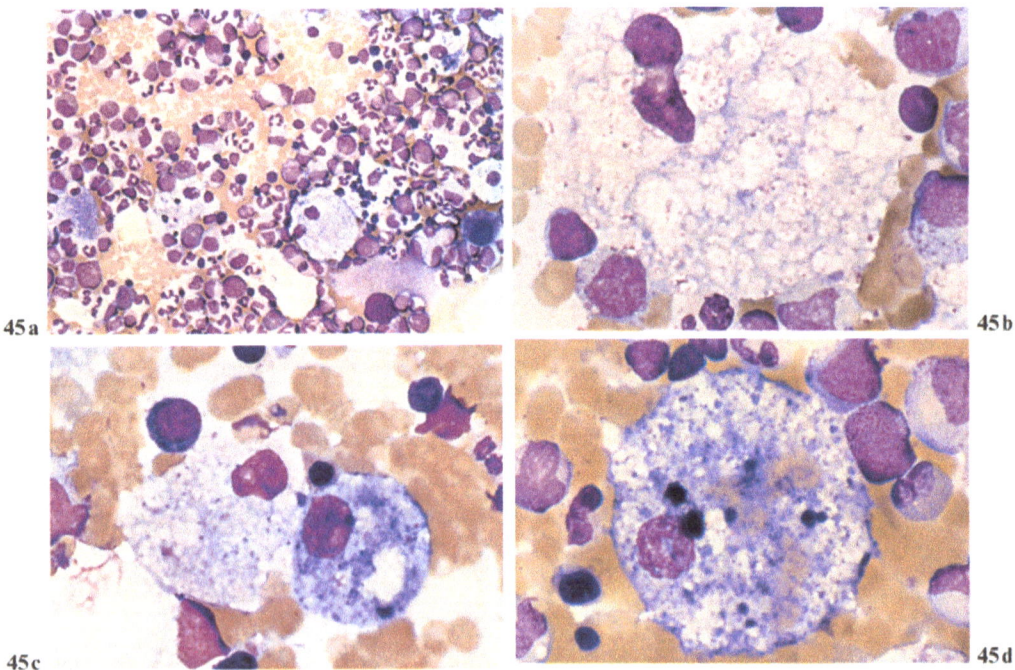

45a 45b 45c 45d

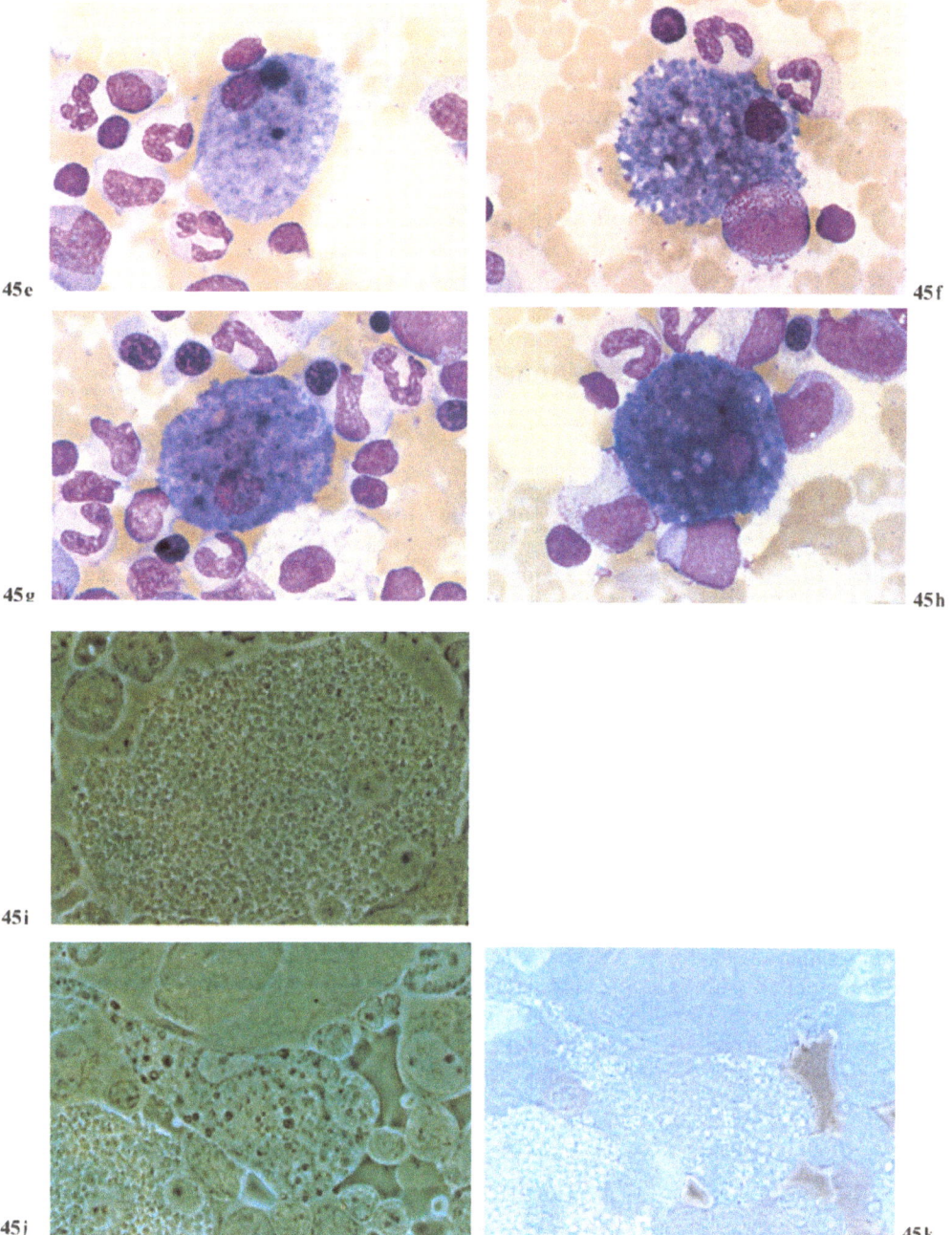

45e

45f

45g

45h

45i

45j

45k

Abb. 45a–k. „Sea-blue histiocyte disease", Knochenmark.

a   Mehrere speichernde, bläuliche Retikulumzellen eingestreut in das normale Mark (Vergr. 128:1).

b–h Verschiedene Varianten zunehmend intensiv blau tingierter Speicherzellen.

i   Große Speicherzelle mit fast homogener, granulärer Struktur im Vitalpräparat (Phasenkontrast, Grünfilter).

j   Speicherzelle im Vitalpräparat (Phasenkontrast, Grünfilter).

k   Dieselbe Zelle im polarisierten Licht. In einzelnen gröberen Einschlüssen doppeltlichtbrechende Substanzen in Form von Malteserkreuzen.

Morbus Krabbe
(Galaktocerebrosid-β-Galaktosidase-Mangel) [25]
Synonym: Globoidzellenleukodystrophie

Eigene Erfahrungen liegen nicht vor. Bisherige Untersuchungen sprechen nicht dafür, daß die Speicherung des Sulfatids zu faßbaren Veränderungen in Blut- oder Knochenmarkzellen führt.

Metachromatische Leukodystrophie
(Arylsulfatase-A-Mangel) [18]

Auch hier liegen Speicherphänomene in Blut und Knochenmarkzellen nicht vor. Die biochemisch verwandte Mukosulfatidose Austin (Arylsulfatase-A- und -B-Mangel) ist bei den MLosen abgehandelt worden (s.S. 48). Bei diesen beiden Erkrankungen führen also die Defekte zu klinisch und besonders hämatomorphologisch differenten Erscheinungsbildern.

Morbus Gaucher (Glukocerebrosid-β-Glukosidase-Mangel) [14]

Von den nach heutiger Auffassung bestehenden 3 Formen haben wir einen Patienten mit infantiler, einen mit juveniler und 2 mit adulter Form untersuchen können. Danach bestätigt sich, daß in den Zellen des *zirkulierenden Bluts* keine Veränderungen nachweisbar sind.

Die Gaucher-Zelle ist die am längsten (1882) und besten bekannte Speicherzelle überhaupt [14]. Die großen, relativ gleichförmigen Retikulumzellen im *Knochenmark* sind durch das charakteristische, wie zerknittertes Zigarettenpapier aussehende, blaßgraue Zytoplasma gekennzeichnet (Abb. 46). Gelegentlich findet man auch einzelne Vakuolen, die fibrillären Strukturen stehen jedoch ganz im Vordergrund. Ähnliche Zellen kommen außer bei M. Gaucher nur bei einigen Fällen von chronischer Myelose vor, aber natürlich in sehr viel geringerer Zahl.

Morbus Fabry (α-Galaktosidase-Mangel) [11]

BRUNNING [5a] beschreibt bei 4 Patienten Retikulumzellen im Knochenmark, die mit feinen Granula unterschiedlich intensiver Blaufärbung angefüllt sind. Eigene Untersuchungen liegen nicht vor.

Die G_{M1}-Gangliosidosen sind bei den MLosen bereits abgehandelt (s.S. 38 und 42).

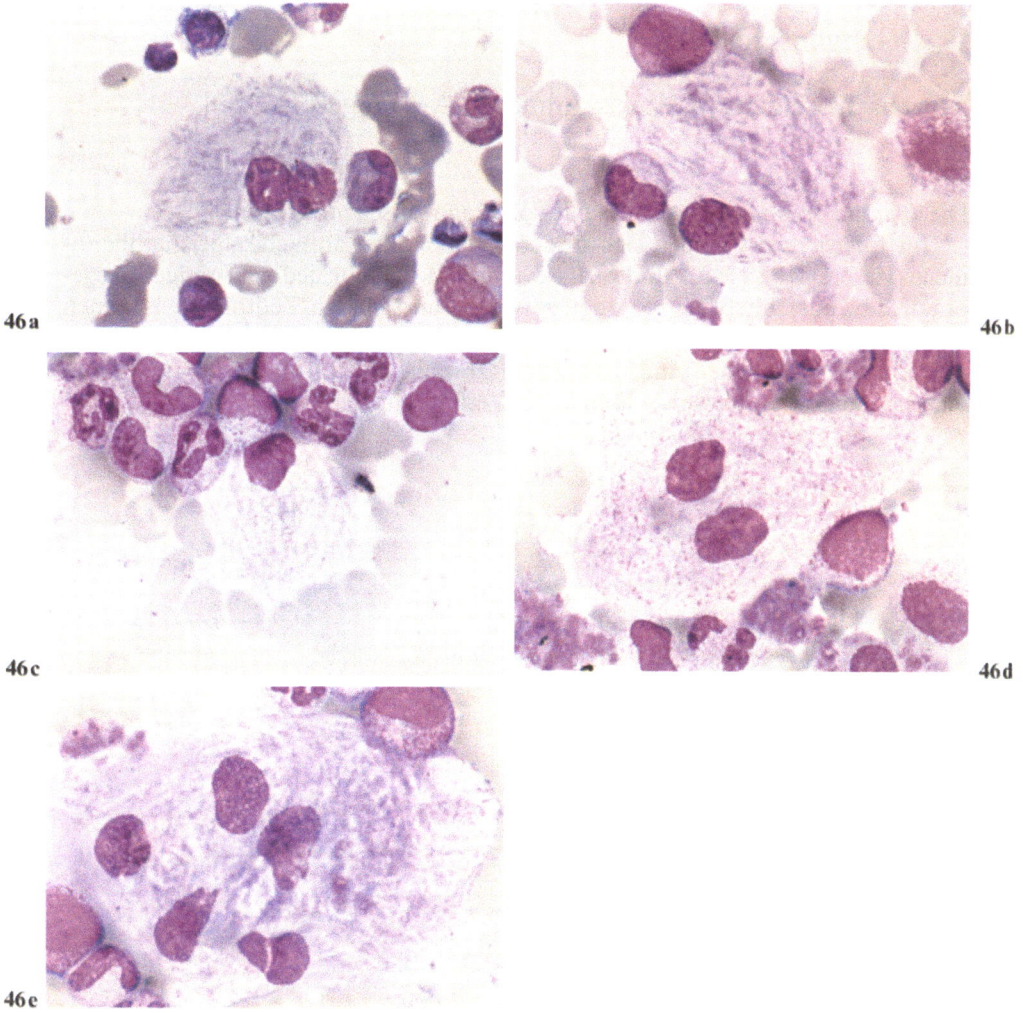

46a

46b

46c

46d

46e

Abb. 46a–e. Morbus Gaucher, Knochenmark. Große, mit Speichersubstanz angefüllte Retikulumzellen. Charakteristisch die feinen streifigen Strukturen, die mit zerknittertem Zigarettenpapier verglichen worden sind. In **d** angedeutet granuläre Strukturen.

G$_{M2}$-Gangliosidosen

Morbus Tay-Sachs (β-Hexosaminidase-A-Mangel) [47, 59]

Die *Blutbildveränderungen* sind nicht von diagnostischem Wert.

Im *Knochenmark* finden sich in den Eosinophilen ähnliche Speicherphänomene wie bei MPSose VI und VII sowie bei M. Austin, jedoch weniger ausgeprägt, d.h. ausschließlich rot oder rotviolett aussehende Zellformen kommen
hier nur ganz selten vor. Dagegen überwiegen solche mit Mischungen aus den
rot-violetten, grünlichen und orangenen Granula (Abb. 47). Retikulum-, Plasmazellen und Osteoblasten weisen keine Veränderungen auf.

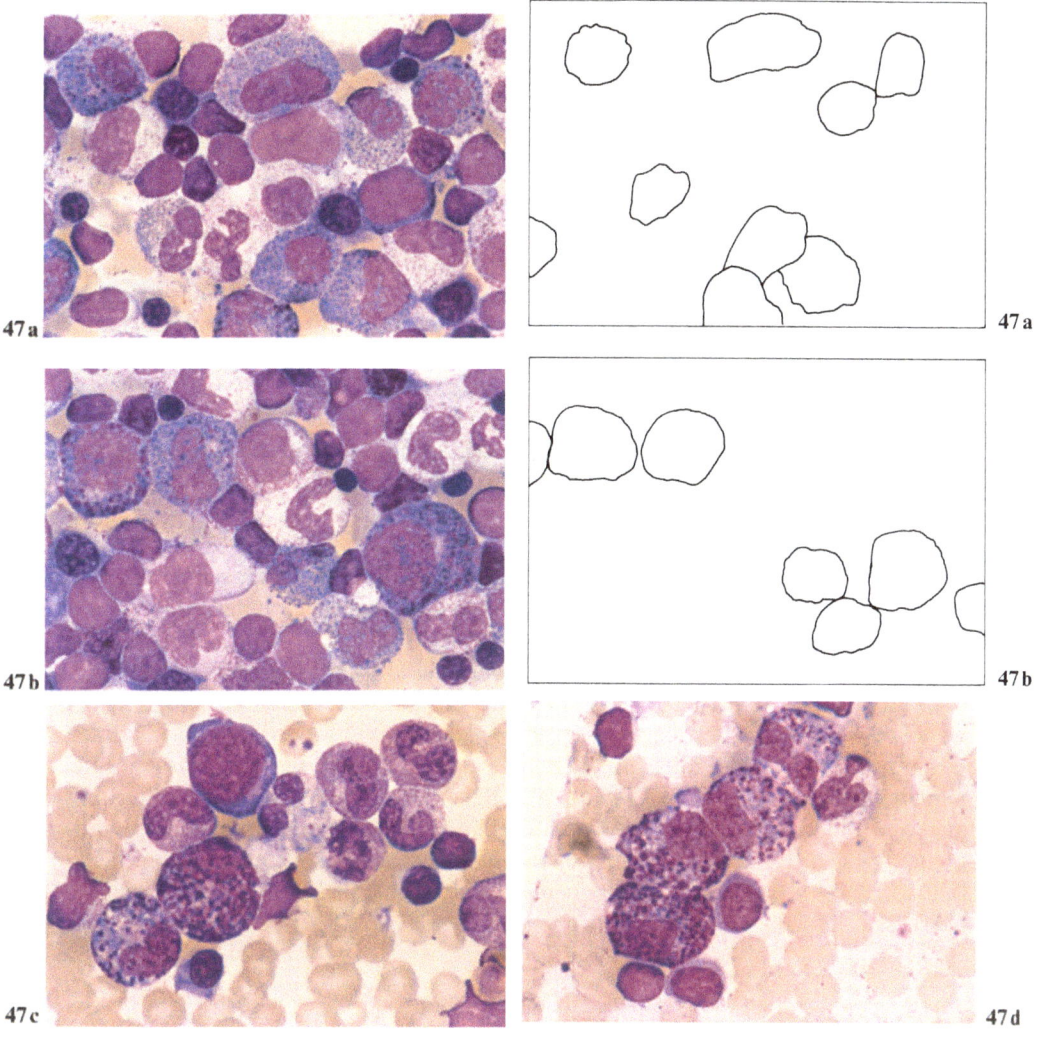

47a

47a

47b

47b

47c

47d

Abb. 47a–d. Morbus Tay-Sachs, Knochenmark.

a, b Zahlreiche Markeosinophile mit verschiedenen Varianten pathologischer Granulation, von orange über grünlich-grau bis rot-violett gefärbt. **re** Schematische Kennzeichnung der Eosinophilen.

c, d Besonders ausgeprägte Veränderungen der Eosinophilen.

Morbus Sandhoff (*β*-Hexosaminidase-A- und -B-Mangel) [48]

Im *Blutausstrich* lassen sich nur sehr seltene und indifferente Veränderungen erkennen, die diagnostisch keine Bedeutung haben.

Im *Knochenmark* enthält ein kleiner Teil der Plasmazellen feine bis grobe Vakuolen in unterschiedlicher Zahl (Abb. 48a–c). In der Regel ist der Zelldurchmesser nicht vergrößert. Erstaunlicherweise – da klinisch Skelettalterationen fehlen – sind die Osteoblasten verändert, und zwar finden sich einerseits spärliche, sehr feine, rötliche Granula, andererseits auch häufig randständige Vakuolen verschiedener Größe und Zahl (Abb. 48d). Ähnliches kann man jedoch vereinzelt auch bei anderen Erkrankungen beobachten.

Weitere Formen der G_{M2}-Gangliosidosen standen uns nicht zur Verfügung. In der Literatur fehlen unseres Wissens Angaben über hämatomorphologische Befunde.

Unter den weiteren, der bisherigen Gruppe der Sphingolipidosen nicht zugehörigen Lipidosen erscheint von der Häufigkeit und vom hämatomorphologischen Aspekt nur noch die **Zeroidlipofuszinose** (M. Batten) [4] von Interesse. In der Literatur werden zuweilen vakuolisierte Blutlymphozyten erwähnt [3, 63], andererseits fehlten bei 15 Patienten von SANTAVUORI et al. [50] und bei weiteren 4 Patienten von GORDON et al. [17] solche Veränderungen. Wir fanden nur bei einem von 4 Fällen in über 50% der Lymphozyten eine ausgeprägte, feine bis grobe Vakuolisierung (Abb. 49). Bei einem Patienten, bei dem allerdings auch die Blutlymphozyten frei waren, fehlten im Knochenmark Speicherphänomene. Diese differierenden Befunde bei klinisch scheinbar gleichem Krankheitsbild sprechen u.E. dafür, daß biochemisch unterschiedliche Basisdefekte existieren.

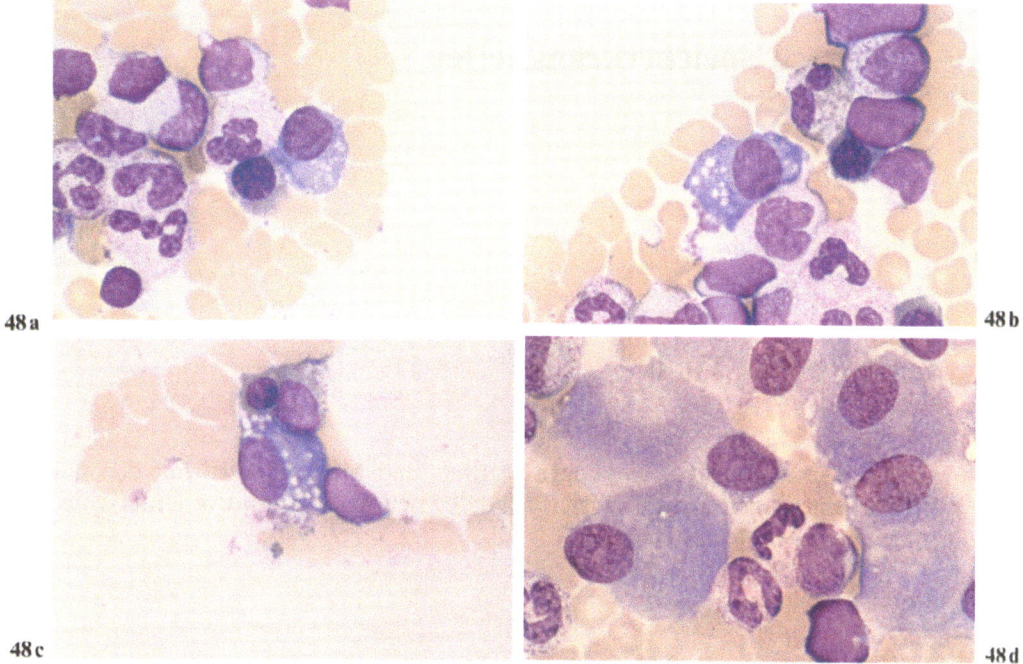

48 a

48 b

48 c

48 d

Abb. 48 a–d. Morbus Sandhoff, Knochenmark.

a–c Plasmazellen mit unterschiedlicher, insgesamt nur mäßiger, feiner und mittelgrober Vakuolisierung.

d Osteoblasten mit sehr feinen, spärlichen, rötlichen Granula und einigen, teils randständigen Vakuolen.

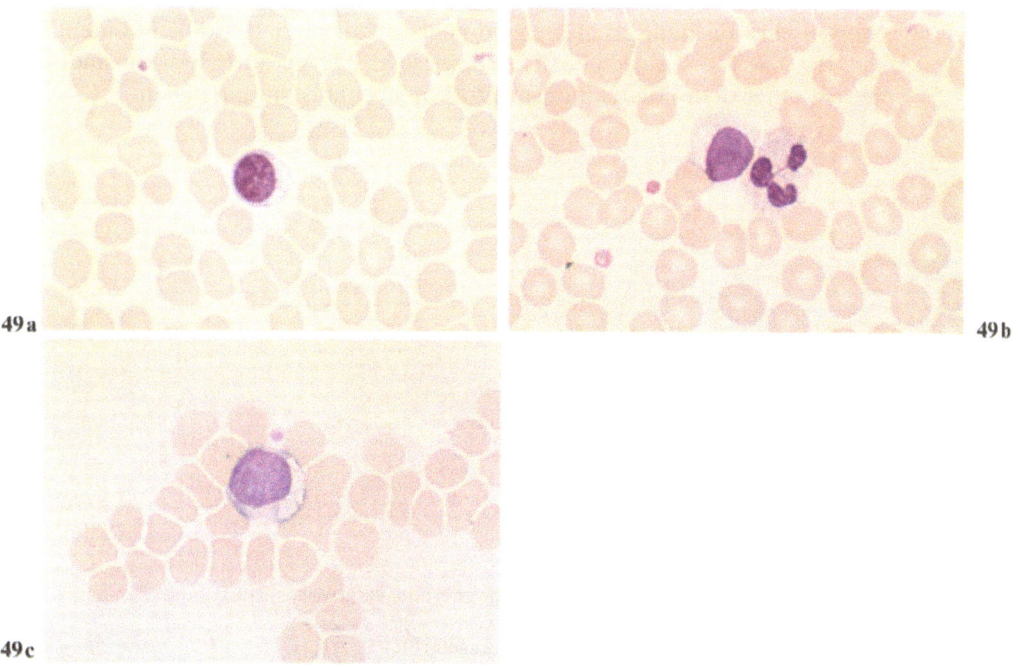

49 a

49 b

49 c

Abb. 49 a–c. Zeroidlipofuszinose, Blut. Vakuolisierung von Lymphozyten in unterschiedlicher Ausprägung.

Weitere Speicherkrankheiten

Glykogenose Typ II

Die Vermehrung von Glykogen in Blut- und Markzellen ist mit den üblichen Färbemethoden nicht verifizierbar, da es sich um quantitative Unterschiede gegenüber der Norm handelt.

Zystinose

Die zirkulierenden *Blutzellen* sind morphologisch unauffällig. Im *Knochenmark* finden sich vergrößerte, mehr oder minder gerundete Retikulumzellen, vollgepackt mit Zystinkristallen (Abb. 50). Die Zystineinlagerungen färben sich bei panoptischer Färbung nicht an, sind aber trotzdem als Kristalle gut identifizierbar. Ihr Nachweis ist diagnostisch beweisend. Da sie optisch aktiv sind, lassen sie sich unter dem Polarisationsmikroskop ebenfalls gut darstellen.

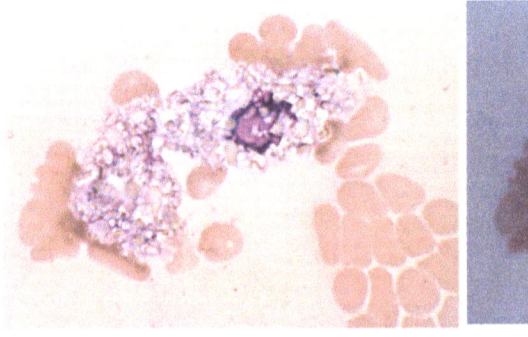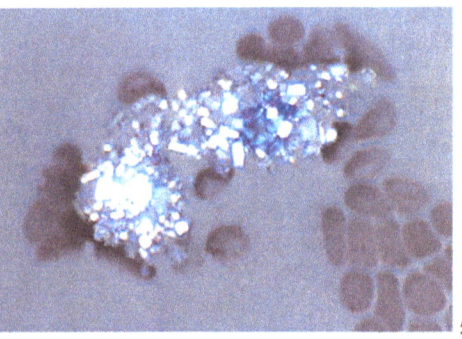

50 a   50 b

Abb. 50a, b. Zystinose, Knochenmark. Speichernde, vergrößerte Retikulumzellen angefüllt mit Zystinkristallen.
a Pappenheim-Färbung, Kristalle nicht angefärbt.
b Dieselbe Zelle im polarisierten Licht, starke optische Aktivität.

Verzeichnis der Personen und Institutionen, die Untersuchungsmaterial zur Verfügung stellten

E. Bühler, Basler Kinderspital
W. Burmeister, Univ.-Kinderklinik, Bonn
N. Di Ferrante, Dept. of Biochemistry, Houston
R.P. Erickson, Dept. of Pediatrics, San Francisco
P. Gibaud, Hôpital Debrousse, Lyon
B. Hagberg, Dept. of Pediatrics, Göteborg
E. Jones, Dept. of Health, Albany
W. Kosenow, Kinderklinik, Krefeld
J. Leroy, Dept. of Pediatrics, Antwerpen
R.B. Lowry, Dept. of Medical Genetics, Vancouver
P. Maroteaux, Hôpital des Enfants Malades, Paris
Irene Maumenee u. V.A. McKusick, Johns Hopkins Hospital, Baltimore
J.M. Opitz, Dept. of Genetics, Madison
R.A. Pfeiffer, Inst. für Humangenetik, Erlangen
A. Prader u. W.H. Hitzig, Kinderspital, Zürich
S.U. Rampini, Kinderspital Triemli, Zürich
M. Rupprecht, Univ.-Kinderklinik, Dresden
W.S. Sly, Childrens Hospital, St. Louis
J. Spranger, Univ.-Kinderklinik, Mainz
R.L. Summit, Dept. of Pediatrics, Memphis
H.-R. Wiedemann, Univ.-Kinderklinik, Kiel
KAV-Kinderklinik, Berlin
Univ.-Kinderklinik, Düsseldorf
Univ.-Kinderklinik, Erlangen
Univ.-Kinderklinik, Frankfurt
Neurologische Univ.-Klinik, Göttingen
Heidberg-Krankenhaus, Hamburg
Kinderklinik Rothenburgsort, Hamburg
Kinderklinik, Kassel
Kinderklinik, Kempten/Allgäu
Univ.-Kinderklinik, Kiel
Humangenetisches Institut, Münster
Univ.-Kinderklinik, Münster
Rigshospitalet, Oslo
Kinderspital, St. Gallen
Univ.-Kinderklinik, Tübingen

Literatur

1. ALDER A (1939) Über konstitutionell bedingte Granulationsveränderungen der Leukozyten. Dtsch Arch Klin Med 183:372–378
2. AUSTIN J, ARMSTRONG D, SHEARER L (1965) Metachromatic form of diffuse cerebral sclerosis. V. The nature and significance of low sulfatase activity. Arch Neurol 13:593–614
3. BAGH R VON, HORTLING H (1948) Blodfynd vid juvenil amaurotisk idioti. Nord Med 38:1072–1076
4. BATTEN FE (1903) Cerebral degeneration with symmetric changes in the maculae in two members of a family. Trans Ophthalmol Soc UK 23:386–390
5. BORUD O, TORP KH, DAHL T (1978) Aspartylglucosaminuria. Monogr Hum Genet 10:23–26
5a. BRUNNING, RD (1970) Morphologic alterations in nucleated blood and marrow cells in genetic disorders. Hum Pathol 1:99–124
6. DALE T (1931) Unusual forms of familial osteochondrodystrophy. Acta Radiol 12:337–358
7. DERRY DM, FACETT JS, ANDERMANN F, WOLFE LS (1968) Late infantile systemic lipidosis; major monosialogangliosidosis, delineation of two types. Neurology (Minneap) 18:340–348
8. DORFMAN A, LORINCZ AE (1957) Occurrence of urinary acid mucopolysaccharides in the Hurler syndrome. Proc Natl Acad Sci USA 43:443–446
9. DURAND P, BORRONE C, DELLA CELLA G (1966) A new mucopolysaccharide lipid storage disease? Lancet II:1313–1314
10. EICHENBERGER K (1953) Kann die Dysostose Morquio als selbständiges Krankheitsbild vom Gargoylismus abgetrennt werden? Ann Paediatr (Basel) 182:107–140
11. FABRY J (1898) Ein Beitrag zur Kenntnis der Purpura haemorrhagica nodularis (Purpura papulosa haemorrhagica Hebrae). Arch Dermatol Syphil 43:187–200
12. FRATANTONI JC, HALL CW, NEUFELD EF (1968) Hurler and Hunter syndromes: Mutual correction of the defect in cultured fibroblasts. Science 162:570–572
13. GASSER C (1950) Diskussion zum Beitrag von Alder. Schweiz Med Wochenschr 80:1097–1098
14. GAUCHER PCE (1882) De l'épithélioma primitif de la rate. Thèse, Université de Paris
15. GEHLER J, SEWELL AC, BECKER C, HARTMANN J, SPRANGER J (1981) Clinical and biochemical delineation of aspartyl-glucosaminuria as observed in two members of an Italian family. Helv Paediatr Acta 36:179–189
16. GIBAUD P, MAIRE I, GODDON R, TEYSSIER G, ZABOT MT, MANDON G (1979) Mucopolysaccharidose type VII par déficit en β-glucuronidase. Etude d'une famille. J Genet Hum 27:29–43
17. GORDON NS, MARSDEN HB, NORONHA MJ (1972) Neuronal ceroid lipofuscinosis (Batten's disease). Arch Dis Child 47:285–291
18. GREENFIELD JG (1933) Form of progressive cerebral sclerosis in infants associated with primary degeneration of interfascicular glia. Proc R Soc Med 26:690–697
19. HAGBERG B, HALTIA M, SOURANDER P, SVENNERHOLM L, VANIER M-T, LJUNGGREN C-G (1978) Neurovisceral storage disorder simulating Niemann-Pick disease. Neuropädiatrie 9:59–73
20. HANSEN HG (1972) Hematologic studies in mucopolysaccharidoses and mucolipidoses. Birth Defects 8:115–128
21. HUNTER C (1917) A rare diseae in two brothers. Proc R Soc Med 10:104–116

22. HURLER G (1919) Über einen Typ multipler Abartungen, vorwiegend am Skelettsystem. Z Kinderheilkd 24:220–234
23. ISENBERG JN, SHARP HL (1976) Aspartylglucosaminuria: Unique biochemical and ultrastructural characteristics. Hum Pathol 7:469–481
24. KELLY TE, THOMAS GH, TAYLOR HA et al. (1975) Mucolipidosis III (pseudo-Hurler polydystrophy): Clinical and laboratory studies in a series of 12 patients. Johns Hopkins Med J 137:156–175
25. KRABBE K (1916) A new familial, infantile form of diffuse brain sclerosis. Brain 39:74–114
26. LANDING BH, SILVERMAN FN, CRAIG JM, JACOBY MD, LAHEY ME, CHADWICK DL (1964) Familial neurovisceral lipidosis. Am J Dis Child 108:503–522
27. LEROY JG, DE MARS RI (1967) Mutant enzymatic and cytological phenotypes in cultured human fibroblasts. Science 157:804–806
28. LEROY JG, SPRANGER JW, FEINGOLD M, OPITZ JM, CROCKER AC (1971) I-cell disease: A clinical picture. J Pediatr 79:360–365
29. LONG RG, LAKE BD, PETTIT JE, SCHEUER PJ, SHERLOCK S (1977) Adult Niemann-Pick disease. Its relationship to the syndrome of the sea-blue histiocyte. Am J Med 62:627–635
30. MAROTEAUX P (1973) Une nouvelle type de mucopolysaccharidose avec athétose et élimination urinaire de kératansulfate. Nouv Presse Med 2:975–979
31. MAROTEAUX P, LAMY M (1966) La pseudo-polydystrophie de Hurler. Presse Med 74:2889–2892
32. MAROTEAUX P, LEVEQUE B, MARIE J, LAMY M (1963) Une nouvelle dysostose avec élimination urinaire de chondroitinesulfate B. Presse Med 71:1849–1852
33. MCKUSICK VA, KAPLAN D, WISE D, HANLEY WB, SUDDARTH SB, SEVICK ME, MAUMANEE AE (1965) The genetic mucopolysaccharidoses. Medicine (Baltimore) 44:445–483
34. MCKUSICK VA, HOWELL RR, HUSSELS IE, NEUFELD EF, STEVENSON RE (1972) Allelism, non-allelism and genetic compounds among the mucopolysaccharidoses. Trans Assoc Am Physicians 85:151–171
35. MORQUIO L (1929) Sur une forme de dystrophie osseuse familiale. Arch Med Enfants 32:129–140
36. NEVILLE BGR, LAKE BD, STEPHENS R, SANDERS MD (1973) A neurovisceral storage disease with vertical supranuclear ophthalmoplegia and its relationship to Niemann-Pick disease. Brain 96:97–120
37. NIEMANN A (1914) Ein unbekanntes Krankheitsbild. Monatsschr Kinderheilkd 79:1–10
38. O'BRIEN JS, GUGLER E, GIEDEON A, WIESSMANN U, HERSCHKOWITZ N, MEIER C, LEROY J (1976) Spondyloepiphyseal dysplasia, corneal clouding, normal intelligence and acid β-galactosidase deficiency. Clin Genet 9:495–504
39. ÖCKERMANN PA (1967) A generalized storage disorder resembling Hurler's syndrome. Lancet II:239–241
40. PFAUNDLER M VON (1919) Demonstration über einen Typus kindlicher Dysostose. MMW 66:1011
41. PICK L (1926) Der Morbus Gaucher und die ihm ähnlichen Erkrankungen. Ergeb Inn Med Kinderheilkd 29:519–627
42. POLLIT RJ, JENNER FA, MERSKEY H (1968) Aspartylglucosaminuria. An inborn error of metabolism associated with mental defect. Lancet II:253–255
43. RAMPINI SU (1976) Klinik der Mukopolysaccharidosen. Enke, Stuttgart
44. REILLY WA (1941) The granules in the leukocytes in gargoylism. Am J Dis Child 62:489–491
45. REITMAN ML, VARKI A, KORNFELD S (1981) Fibroblasts from patients with I-cell disease and pseudo-Hurler polydystrophy are deficient in UDP-N-acetylglucosamine: Glycoprotein-N-acetylglucosaminylphosphotransferase activity. J Clin Invest 67:1574–1579
46. ROYER P (1959) La cellule de Buhot et le diagnostic du gargoylisme. Sang 30:37–40
47. SACHS R (1887) On arrested cerebral development with special reference to its cortical pathology. J Nerv Ment Dis 14:541–553
48. SANDHOFF R, ANDREAE U, JATZKEWITZ H (1968) Deficient hexosaminidase activity in an exceptional case of Tay-Sachs disease with additional storage of kidney globoside in visceral organs. Pathol Eur 3:278–285

49. SANFILIPPO SJ, PODOSIN R, LANGER L, GOOD RA (1963) Mental retardation associated with acid mucopolysacchariduria (heparitin sulfate type). J Pediatr 63:837–838
50. SANTAVUORI P, HALTIA M, RAPOLA J, RAITTA C (1973) Infantile type of so-called neuronal ceroid-lipofuscinosis. Part 1. A clinical study of 15 patients. J Neurol Sci 18:257–267
51. SAWITZKY A, HYMAN GA, HYMAN JB (1954) An unidentified reticuloendothelial cell in bone marrow and spleen: Report of two cases with histochemical studies. Blood 9:977–985
52. SCHEIE HG, HAMBRICK GW JR, BARNESS LA (1962) A newly recognized forme fruste of Hurler's disease (gargoylism). Am J Ophthalmol 53:753–769
53. SCHNEIDER EL, PENCHEV PG, HIBBERT SR, SAWITZKY A, BRADY RO (1978) A new form of Niemann-Pick disease characterised by temperature-labile sphingomyelinase. J Med Genet 15:370–374
54. SERINGE P, PLAINFOSSE B, LAUTMANN F, LORILLOUX J, CALAMY G, BERRY JP, WATCHI JM (1968) Gangliosidose généralisée du type Norman-Landing à GM1. Ann Pediatr (Paris) 44:165–184
55. SLY WS, QUINTON BA, MCALLISTER WH, RIMOIN DL (1973) Beta glucuronidase deficiency: Report of clinical, radiologic and biochemical features of a new mucopolysaccharidosis. J Pediatr 82:249–257
56. SPRANGER J (1972) The systemic mucopolysaccharidoses. Ergeb Inn Med Kinderheilkd 32:165–265
57. SPRANGER J, WIEDEMANN HR, TOLKSDORF M, GRAUCOB E, CAESAR R (1968) Lipomucopolysaccharidose. Z Kinderheilkd 103:285–290
58. SPRANGER J, GEHLER J, CANTZ M (1977) Mucolipidosis I: A sialidosis. Am J Med Genet 1:2–29
59. TAY WA (1881) Symmetrical changes in the region of the yellow spot in each eye of an infant. Trans Ophthalmol Soc UK 1:55–57
60. UNDRITZ E (1954) Les malformations héréditaires des élements figurés du sang. Sang 25:296–324
61. UNDRITZ E (1974) Die erblich-konstitutionellen morphologischen Anomalien der Leukocyten. In: BEGEMANN H (Hrsg) Leucocytäres und reticuläres System II, 5. Aufl. Springer, Berlin Heidelberg New York (Handbuch der inneren Medizin, Bd 2/4, S 416)
62. WENGER DA, BARTH G, GITHENS JH (1977) Nine cases of sphingomyelin lipidosis, a new variant in spanish-american children. Am J Dis Child 131:955–961
63. ZEMAN W, DYKEN P (1969) Neuronal ceroid-lipofuscinosis (Batten's disease). Relationship to amaurotic familial idiocy. Pediatrics 44:570–583

Anhang: Tabellen 5–8

Tabelle 5. Quantitative Blutzellbefunde bei Mukopolysaccharidosen (Mittelwerte und Spanne)

	Neutrophile Granula			Eosinophile Granula			Baso-phile Granula →	Monozyten Granula		Lymphozyten Granula		
	fein	grob	ge-mischt	grünlich	rot-violett	ge-mischt		fein	grob	fein	grob	lokalisiert
MPSose I-H n=14	26,5 11,8–47,0	3,1 0–13,7	–	44,1 16,7–83,3	1,5 0–21,4	–	4/47	46,5 20,0–74,1	4,6 0–7,7	65,6 41,5–77,6	2,5 0–7,5	30,2 15,8–49,1
MPSose I-S n=4	3,5 0–14,0	12,8 3,0–26,2	–	–	–	–	0/14	18,7 5,7–30,4	3,6 0–14,3	22,4 3,7–24,0	1,0 0–2,0	42,9 0–73,2
MPSose I-H/S n=5	25,5 12,0–35,1	–	–	35,1 0–77,8	–	–	0/11	37,1 10,5–64,4	5,9 0–10,0	51,7 21,0–71,9	5,2 1,0–10,5	20,4 8,7–28,1
MPSose II n=24	22,1 8,6–36,0	0,4 0–4,7	–	36,8 8,3–75	–	–	2/57	35,7 8,0–56,4	3,8 0–12,5	72,2 52,0–90,6	0,7 0–4,0	31,7 20,0–45,7
MPSose III n=20	13,3 5,3–28,6	–	–	26,6 0–45,5	–	–	7/55	23,1 10,0–38,9	2,8 0–7,1	55,1 31,8–81,8	1,4 0–13,6	63,2 52,2–85,7
MPSose IV n=10	32,4 16,2–49,8	30,5 15,0–38,0	25,6 16,0–38,0	60,5 0–100	10,0 0–75,0	–	1/11	23,3 0–66,7	0,7 0–6,7	1,2 0–5,4	–	0
MPSose VI n=10	40,5 10,0–93,3	59,5 6,7–90,0	–	1,2 0–10,0	79,0 30,0–100	19,8 0–66,7	31/49	52,5 25,0–81,2	44,7 12,4–75,0	33,9 16,2–55,2	4,1 0–8,8	8,0 0–19,4
MPSose VII n=2	79,6 69,1–90,0	20,4 10,0–30,9	–	–	100	–	5/8	76,6 73,5–79,6	16,4 12,2–20,6	22,4 19,1–25,6	0,2 0–0,4	7,5 3,1–11,8

Tabelle 6. Quantitative Knochenmarkbefunde bei Mukopolysaccharidosen (Mittelwerte und Spanne)

| | Retikulumzellen Granula bzw. Einschlüsse | | | | Plasmazellen | | | | | Osteoblasten Granula |
| | fein | grob | schollig | polymorph | Granula bzw. Einschlüsse | | | Vakuolen | Beides | |
					fein	grob	polymorph			
MPSose I-H n=7	43,2 29,7–59,5	42,8 32,8–50,4	8,3 1,9–16,8	5,6 1,7–12,1	32,4 25,0–43,9	1,5 0–4,2	–	2,6 0–13,1	4,3 0–30,0	100
MPSose I-S n=1	63,4	31,2	4,2	0,4	7,1	–	–	–	–	2/2
MPSose I-H/S n=4	50,8 37,3–65,7	34,2 26,0–40,0	11,6 2,0–25,8	3,5 1,7–5,8	35,0 25,2–45,1	0,8 0–3,2	–	–	–	100
MPSose II n=6	50,0 33,9–59,8	39,3 35,0–42,7	5,6 0–16,9	3,8 0–10,4	38,2 24,4–53,7	5,2 0–15,0	0,6 0–2,1	4,1 0–11,0	23,8 0–58,6	100
MPSose III n=12	85,8 58,1–96,8	9,7 1,8–28,8	0,2 0–1,3	0,7 0–3,8	32,4 20,6–56,0	16,9 2,7–35,5	24,5 11,4–39,3	0,5 0–3,4	18,8 0–45,2	100
MPSose IV n=1	95,0	2,0	–	–	8,0	–	–	–	–	10/11
MPSose VI n=1	72,2	–	–	–	31,2	–	–	–	–	4/6
MPSose VII n=2	48,0 34,1–61,8	–	–	–	13,0 9,4–16,5	–	–	16,5 0–32,9	4,2 2,5–5,9	7/7

Tabelle 7. Quantitative Blutzellbefunde bei Mukolipidosen (Mittelwerte und Spanne)

	Neutro-phile Granula	Eosinophile			
		Granula		Granula vermindert	
		grünlich	rot-violett +gemischt	+	+ +
β-Galaktosidase-Mangel Typ I $n=3$	–	5,1 3,2–12,0	–	39,0 29,0–44,0	55,9 44,0–67,
β-Galaktosidase-Mangel Typ II und III $n=3$	–	25,3 0–45,8	–	54,2 12,5–100	–
Fukosidose $n=1$	7,0	7,9	–	27,6	–
Mannosidose $n=15$	1,0 0–3,2	9,9 0–28,6	–	59,1 28,6–100	3,7 0–40,0
Aspartylglykosaminurie $n=2$	3,5 2,0–5,0	11,8 0–23,5	–	–	–
Mukosulfatidose $n=5$	100,0	–	100,0	–	–
Mukolipidose I $n=2$	5,8 4,0–7,0	–	–	3/3	–
Mukolipidose II $n=5$	0,6 0–2,0	27,4 6,7–62,8	–	–	–
Mukolipidose III $n=9$	0,7 0–5,9	6,3 0–27,2	–	–	–

| Monozyten | | | Lymphozyten | | | | | |
| Granula | Vakuolen | Beides | Vakuolen | | Granula | Beides | Schollen | Patho-logisch gesamt |
			fein	grob				
1,1 0–3,3	43,0 33,3–52,5	30,0 16,7–53,3	59,8 51,0–68,8	28,6 18,4–33,0	0,6 0,5–0,8	1,0 0,8–1,5	–	90,0 87,5–94,7
1,1 0–3,3	47,6 40,0–61,9	6,7 0–20,0	38,6 32,0–49,6	12,0 1,0–33,8	1,0 0–1,8	0,5 0–1,4	–	52,1 38,6–89,2
1,8	27,9	–	20,8	0,4	0,8	–	–	22,0
11,5 0–25,0	18,4 0–50,0	21,3 0–60,8	48,3 21,6–71,0	10,8 0–42,4	1,4 0–3,2	2,3 0–4,2	–	62,8 33,0–87,6
–	32,1 27,7–36,4	2,8 0–5,5	26,0 18,4–33,6	0,4 0–0,8	0,2 0–0,4	–	–	26,6 19,2–34,0
94,9 90,5–100	–	–	–	–	52,8 29,6–73,5	–	–	52,8 29,6–73,5
–	23,8 17,6–28,8	–	15,1 13,0–17,0	7,4 4,8–12,0	0,4 0–0,8	–	–	22,9 20,8–29,0
2,2 0–10,8	1,6 0–8,0	–	1,7 0–3,0	1,0 0–2,4	10,7 4,3–16,0	14,1 6,7–18,8	4,4 0,8–10,7	31,9 18,5–39,2
1,0 0–9,1	1,4 0–6,0	–	1,7 0–4,4	0,2 0–1,1	3,5 0–17,6	2,6 0–7,6	–	8,0 0–30,0

Tabelle 8. Quantitative Knochenmarkbefunde bei Mukolipidosen (Mittelwerte und Spanne)

| | Retikulumzellen | | | | | | |
| | Vakuolen | | | Granula | | Beides | Besonder Zellen |
	fein	grob	gemischt	fein	grob		
β-Galaktosidase-Mangel Typ I n = 3	12,3 2,3–27,6	16,4 11,4–19,2	22,0 15,9–29,8	4,2 0–9,1	3,0 0–9,1	40,6 29,2–52,2	–
β-Galaktosidase-Mangel Typ II und III n = 5	6,4 3,6–9,7	–	–	20,3 3,2–38,7	3,5 0,7–8,1	2,8 0–8,3	„Sky-blu 63,5 37,1–85,3
Fukosidose n = 1	22,9	14,2	7,0	19,6	2,6	18,0	–
Mannosidose n = 6	9,0 4,6–13,1	5,7 2,0–10,7	5,7 2,4–11,4	5,6 0–14,3	–	63,2 44,5–76,2	–
Mukosulfatidose n = 2	–	–	–	68,9 62,2–75,5	28,1 20,4–35,7	–	–
Mukolipidose I n = 2	68,0 64,0–72,0	13,5 13,0–14,0	2,5 1,0–4,0	0,5 0–1,0	–	15,5 13,0–18,0	–
Mukolipidose II n = 2	30,0 22,0–38,0	3,0 0–6,0	2,0 0–4,0	11,5 11,0–12,0	0,5 0–1,0	35,0 10,0–60,0	–
Mukolipidose III n = 3	10,0 0–30,0	–	–	2,0 0–6,0	–	–	–

Plasmazellen					Osteoblasten		
Vakuolen		Granula		Beides	Vakuolen	Granula	Beides
fein	grob	fein	grob				
23,5	23,1	0,9	–	1,9	–	11,0	89,0
17,1–27,8	0–41,7	0–2,8		0–5,6		0–33,0	75–100
12,7	3,4	2,5	–	–	12,2	35,2	49,4
1,8–22,2	0–5,8	0–5,6			0–57,1	14,3–58,8	28,6–62,5
2,2	–	–	–	–	?	?	?
25,0	58,7	0,5	–	0,4	–	20,8	79,2
11,8–39,1	33,2–78,3	0–1,3		0–1,2		0–100	0–100
–	–	52,7	19,9	2,8	–	91,5	–
		(16,1 = auch polymorph)					
		45,1–60,2	5,6–34,2	1,0–4,6		83,3–100	
2,4	3,9	1,6	–	–	–	–	100
1,5–3,2	3,0–4,8	1,5–1,6					
10,0	8,4	13,7	30,9	23,6	–	–	100
			(24,9 = auch schollig)				
6,7–13,3	6,7–10,0	10,0–17,3	18,4–43,4	20,0–27,2			
7,8	13,0	13,0	27,5	30,9	–	6/6	–
			(33,6 = auch schollig)				
5,0–11,8	6,3–23,8	5,0–17,7	23,7–33,4	22,2–41,5			

Sachverzeichnis

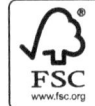